中医护理适宜技术
——肿瘤症状管理手册

主 编 洪艳燕

东南大学出版社
SOUTHEAST UNIVERSITY PRESS
·南京·

图书在版编目(CIP)数据

中医护理适宜技术：肿瘤症状管理手册 / 洪艳燕主编. -- 南京：东南大学出版社, 2025.1. -- ISBN 978-7-5766-1918-8

Ⅰ. R248.1-62

中国国家版本馆CIP数据核字第2025ZD7010号

责任编辑：周荣虎　　责任校对：子雪莲　　封面设计：余武莉　　责任印制：周荣虎

中医护理适宜技术——肿瘤症状管理手册
ZHONGYI HULI SHIYI JISHU——ZHONGLIU ZHENGZHUANG GUANLI SHOUCE

主　　编	洪艳燕
出版发行	东南大学出版社
出 版 人	白云飞
社　　址	南京市四牌楼2号(210096)　邮编:210096　电话:025-83793330
网　　址	http://www.seupress.com
经　　销	全国各地新华书店
排　　版	南京布克文化发展有限公司
印　　刷	广东虎彩云印刷有限公司
开　　本	700 mm×1000 mm　1/16
印　　张	8.75
字　　数	200千
版 印 次	2025年1月第1版第1次印刷
书　　号	ISBN 978-5766-1918-8
定　　价	48.00元

本社图书如有印装质量问题,请直接与营销部联系(电话:025-83791830)

编写委员会

指导顾问：刘奇志　虞鹤鸣　吴素玲

主　　编：洪艳燕

副 主 编：曾　钰　鲍　黎　王　玮

编　　委：（按姓氏拼音排序）

陈　娟　陈　雪　高小莉　黄晓燕

嵇　灵　李　健　李　敏　李　薇

梁俊妮　刘　翚　穆蔚然　王飞凤

王　莹　吴　琼　谢　颖　邢雨婷

徐　静　张　敏　朱晓烨　庄保云

前言

在医疗技术日新月异的今天，面对肿瘤这一全球性的健康挑战，我们始终在追求更加全面、更加人性化的治疗与护理方式。中医，这一承载着数千年智慧的医学体系，以其独特的"整体观念"和"辨证论治"思想，为肿瘤患者的护理开辟了新的思路与途径。中医药学是中华民族的伟大瑰宝，中医适宜技术是中医药事业的重要组成部分。中医护理适宜技术在临床工作中具有独特的操作方法和疗效，深受广大患者的欢迎。发挥中医护理适宜技术在疾病预防、治疗、康复中的独特优势，已势在必行。

随着现代医学的发展，特别是面对复杂多变的肿瘤疾病，中医护理以其"整体观念"和"辨证施护"的核心理念，为肿瘤患者的康复之路点亮了一盏明灯。在此背景下，我们编写了《中医护理适宜技术——肿瘤症状管理手册》，旨在传承中医智慧，融合现代科技，供广大中医、西医和中西医结合临床护理工作者参考，为肿瘤护理工作提供一套科学、系统、实用的指导方案。本书不仅是对中医护理经验的一次系统总结与提炼，更是对未来中医护理发展的一次探索与展望。我们期待通过这本书的出版，激发更多人对中医护理的关注与热爱，共同推动中医护理事业的蓬勃发展，为人类的健康事业贡献更多的智慧与力量。

最后，衷心感谢所有参与本书编写、审稿、出版等工作的同仁们，是你们的辛勤付出与无私奉献，才使得这本书能够顺利面世。同时，也衷心希望本书能够为广大临床护理工作者带来实质性的帮助与启示，不完善之处也诚望批评指正，以便今后日臻完善！

编者　洪艳燕

目录

第一章 肿瘤相关症状中医护理技术 … 001
- 第一节 癌性疼痛 … 002
- 第二节 咳嗽、咳痰 … 007
- 第三节 恶心呕吐 … 011
- 第四节 腹胀 … 017
- 第五节 水肿 … 021
- 第六节 发热 … 025
- 第七节 口干 … 028
- 第八节 肿瘤相关性失眠 … 031
- 第九节 癌因性疲乏 … 036
- 第十节 化疗后末梢神经炎 … 041
- 第十一节 化疗相关性便秘 … 045
- 第十二节 化疗相关性腹泻 … 051

第二章 中医护理技术规范 … 055
- 第一节 悬灸技术 … 056
- 第二节 隔物灸技术 … 061
- 第三节 穴位贴敷技术 … 066
- 第四节 中药热熨敷技术 … 070
- 第五节 中药熏洗技术 … 074
- 第六节 耳穴贴压技术 … 079
- 第七节 穴位注射技术 … 084

第八节 腕踝针技术 …………………………………………………… 089
第九节 揿针技术 …………………………………………………… 093
第十节 刮痧技术 …………………………………………………… 097
第十一节 开天门技术 ……………………………………………… 101
第十二节 穴位按摩技术 …………………………………………… 105
第十三节 中药灌肠技术 …………………………………………… 109

第三章 养生功法操 …………………………………………………… 113
第一节 安神助眠操 ………………………………………………… 114
第二节 养咽生津功 ………………………………………………… 118
第三节 宣肺通腑养生功 …………………………………………… 122
第四节 愈乳消肿通络操 …………………………………………… 126
第五节 肝胆经拍打操 ……………………………………………… 129

第一章 肿瘤相关症状中医护理技术

第一节

癌性疼痛

一、概述

国际疼痛学会将疼痛定义为：一种与实际或潜在的组织损伤相关的不愉快的感觉和情绪情感体验，或与此相似的经历。在临床上，疼痛已成为继体温、脉搏、呼吸、血压四大生命体征之后的"第五生命体征"。癌性疼痛，简称癌痛，是指由于肿瘤细胞浸润、转移、扩散或压迫相关组织引起的疼痛，也包括与肿瘤相关的其他因素所致的疼痛，如抗肿瘤治疗（手术、放疗、免疫治疗等）。

二、病因病机

癌症疼痛的病因主要有"不通则痛""不荣则痛"两类。一方面，因六淫邪毒结聚、饮食不节、情志过极等原因致气机不调、气化受阻、积滞渐生，渐成气滞血瘀，或蕴结为痰，或久积邪毒结聚，阻滞脏腑经脉，影响脏腑生理功能的正常运行，即所谓的"不通则痛"；另一方面，由于脏腑本虚，病程日久，正气损伤，致脏腑阴阳气血亏虚，不能正常运行，即所谓的"不荣则痛"。就整体而言，癌性疼痛由正气虚损、气血阴阳失调所致；就局部而言，或痰浊、瘀毒阻滞不通，或经络滞涩、干枯失于濡养，或虚实夹杂所致。

三、常见证型

1. 寒邪凝滞

【临床症状】疼痛或缓或急，常有冷感，痛有定处，遇寒痛甚，得温痛减。兼有面色苍白、形寒神怯、手足不温、大便溏薄、小便清长等全身症状。舌质淡黯，舌体胖大或有齿痕，舌苔薄白，脉沉细或弦紧。

2. 火毒蕴结

【临床症状】痛势较剧,局部肿块灼热疼痛,得冷稍减或见局部红肿或酿脓,皮肤变为蜡黄色,溃破后流脓血或出现高热、口渴、口臭、烦躁、尿赤、便秘等症状。舌质红绛,苔薄黄或黄腻,脉数。

3. 气机郁结

【临床症状】疼痛性质多为胀痛,痛无定处,遇情志刺激加重。情绪抑郁或激动、躁动不安,伴脘腹满闷、嗳气、食少纳呆、善太息。舌淡,苔薄白,脉弦。

4. 瘀血内阻

【临床症状】痛如针刺刀绞,痛有定处,拒按,持续时间长,夜间痛甚。常兼有面色晦暗,形体消瘦,肌肤甲错或有瘀斑、瘀点,痛处常触及包块。舌青紫或有瘀斑,舌底脉络瘀血,脉细涩。

5. 痰浊阻滞

【临床症状】疼痛多为钝痛、隐痛、胀痛、木痛等。同时伴有痰涎壅盛、呕吐痰浊、咽喉不利,舌苔厚腻,脉滑。

四、辨证施术

(一) 耳穴贴压

【功效】和胃降逆、疏肝理气。

【循经/取穴】见表1-1-1。

表1-1-1 耳穴贴压循经/取穴

耳穴	定位
神门	位于三角窝后1/3的上部,即三角窝4区
交感	位于对耳轮下脚前端与耳轮内缘交界处,即对耳轮6区
脾	位于BD线下方,耳甲腔的后上方,肝的下方,耳轮脚消失的部分上后方的下缘处,即耳甲13区
胃	位于耳轮脚消失处,贲门之外方,即耳甲4区

选穴依据:神门最主要的功能为安神,同时还有镇痛作用;交感是调节交感神经和副交感神经功能的代表区,能调节自主神经,两穴联合使用可调理脾胃,减轻呕吐反应。脾可健脾和胃,补中益气;胃可以降逆止吐,对胃肠功能具有正向调节作用。寒邪凝滞证可加用皮质下,有养血通络之功效;火毒蕴结证、瘀血内阻证可加用耳尖,有清热解毒、活血化瘀之功效;气机郁结证可加用肝,有疏肝理气之功效;痰浊阻滞证可加用三焦,有健脾化痰之功效。

（二）中药热奄包

【功效】活血化瘀、行气止痛。

【循经/取穴】见表 1-1-2。

表 1-1-2　中药热奄包循经/取穴

穴位	定位
阿是穴	疼痛部位

治疗依据：吴茱萸性热，味辛、苦，具有温中散寒、行气止痛、燥湿化痰的功效。《本草汇言》中记载吴茱萸"治寒痛最捷"，"小腹少腹痛者，非吴茱萸不疗"。粗盐性甘，味咸，具有温经通络、消炎散寒、缓解疼痛的功效。粗盐与吴茱萸配伍，可发挥增强药效、保温、热传导、祛除体内湿寒之气，助行气及化痰之功。寒邪凝滞证可加用腰阳关，有祛寒除湿、舒筋活络之功效；气机郁结证可加用膻中，有宽胸顺气、降气通络之功效；痰浊阻滞证可加用脾俞，有健脾和胃、益气升清之功效。

（三）艾条灸

【功效】温经通络、止痛。

【循经/取穴】见表 1-1-3。

表 1-1-3　艾条灸循经/取穴

穴位	定位
阿是穴	压痛部位
梁丘穴	髂前上棘与髌底外侧端的连线上，髌底上 2 寸
足三里穴	犊鼻下 3 寸，距胫骨前缘一横指（中指）

选穴依据：阿是穴，梁丘可通经利节、和胃止痛。足三里具有燥化脾湿、生发胃气功能。足三里、梁丘都是"足阳明胃经"的主要穴位之一。利用艾灸的温热对穴位产生刺激作用，改善患者气血运行，从而达到通络、活血、止痛的效果。通过刺激阿是穴、足三里、梁丘等穴位，能有效促进胃肠蠕动，提高机体免疫力，从而减轻癌因性疼痛。寒邪凝滞证可加用关元，有健脾益肾、强身健体之功效；瘀血内阻证可加用血海，有健脾养血、凉血止痛之功效；痰浊阻滞证可加用中脘，有和胃健脾、降逆利水之功效。

（四）穴位贴敷

【功效】活血通络、祛瘀止痛。

【取穴】见表 1-1-4。

表 1-1-4　穴位贴敷取穴

穴位	定位
阿是穴	压痛部位

选穴依据：根据不同的证型选用不同的代表方做成中药穴位贴敷，根据穴位及中药的双重作用，增强穴位贴敷调节局部气血从而达到疏通瘀滞、祛瘀止痛的功效。寒邪凝滞证可加用腰阳关，有祛寒除湿、舒筋活络之功效；瘀血内阻证可加用膈俞，有活血养血之功效。

（五）腕踝针

【功效】疏肝理气、降逆和胃、益气健脾、滋阴养胃。

【循经/取穴】见表 1-1-5。

表 1-1-5　腕踝针循经/取穴

穴位	定位
疼痛所在区域	在两侧的腕横纹上 2 寸及踝关节上 3 寸的部位，按疼痛所在纵区及原发病灶所在区域进行选点治疗

选穴依据：腕踝针针刺区为十二皮部所在，是十二经脉功能活动反映于体表的相应部位，也是络脉之气散布的区域，腕踝针通过振奋皮部及络脉之经气，推动气血运行，达到活血化瘀、通络止痛的功效。适用证型有脾胃虚弱证、脾胃阳虚证、脾胃虚寒证、肝气犯胃证。

（六）揿针

【功效】行气活血、通经镇痛。

【循经/取穴】见表 1-1-6。

选穴依据：合谷的主要作用为镇静止痛、通经活络；太冲的主要作用为平肝息风、清热利湿、通络止痛；内关的主要作用为理气止痛、镇静心神；足三里的主要作用为和胃健脾、通腑化痰、升降气机。寒邪凝滞证可加用曲池，有活血通络、除痹止痛之功效；火毒蕴结证可加用内庭，有清热解毒之功效；气机郁结证可加用行间，有疏肝理气、调畅气血之功效；瘀血内阻证可加用血海，有健脾养血之功效;痰浊阻滞证可加用阴陵泉,有清利湿热、通经活络之功效。

表 1-1-6 揿针循经/取穴

穴位	定位
合谷穴	第 2 掌骨桡侧的中点处
太冲穴	第 1、2 趾之间,趾蹼缘后方赤白肉际处
内关穴	腕掌侧远端横纹上 2 寸,掌长肌腱与桡侧腕屈肌腱之间
足三里穴	犊鼻下 3 寸,距胫骨前缘一横指(中指)

参考文献

[1] 吴艳,李文婷,沈波,等.基于癌毒理论探讨癌性疼痛病因病机[J].南京中医药大学学报,2022,38(12):1099-1102.

[2] 易琰斐,彭涛,黄萍,等.耳穴贴压合二虫散结止痛散外敷治疗癌性疼痛的临床疗效观察[J].医学理论与实践,2023,36(21):3665-3667.

[3] 王玉慧,郭敬,陈扬,等.优化版中药热熨敷技术改善癌性疼痛的临床效果观察[J].北京中医药,2023,42(2):133-136.

[4] 张双双,杨婕,赵世林,等."通络止痛方"穴位贴敷联合三阶梯止痛药物治疗癌性疼痛的临床效果[J].中外医学研究,2023,21(11):49-53.

[5] 黄碧春,何玲玲,杨柳,等.基于关联规则分析灸法干预癌性疼痛的选穴规律研究[J].山西中医药大学学报,2023,24(2):144-148.

[6] 楚鑫,蒋运兰,李洁,等.腕踝针辅助治疗癌性疼痛有效性及安全性的 Meta 分析[J].成都中医药大学学报,2023,46(5):74-80.

[7] 周小翠,王立玉,季锋,等.揿针联合阿片类镇痛药物治疗中重度癌性疼痛的临床疗效及对血清 β-内啡肽、P 物质水平的影响[J].上海中医药杂志,2023,57(1):71-75.

第二节

咳嗽、咳痰

一、概述

肺癌患者主要临床表现为咳嗽、咳痰、咯血、胸痛、发热、气急、胸闷等。其中,咳嗽、咳痰是肺癌病程中最主要的症状之一。咳嗽、咳痰不仅是肺部症状,若任其进一步发展,可造成呼吸困难、疼痛、失眠、疲劳、抑郁、焦虑等,会对患者的心理、生理方面造成不良影响。

二、病因病机

咳嗽、咳痰,属中医学"咳嗽"范畴,可由外感或内伤等因素引起。外感因素包括外感六淫之邪,而饮食不当、情志不畅及肺脏自病等均为内伤因素。肺癌相关性咳嗽、咳痰多为本虚标实。脾虚则津液转输不利,化成痰湿,上输于肺;同时,脾亦受痰湿之困,愈加重气困,两因相缠,脾越虚,痰越多。故有"脾为生痰之源,肺为贮痰之器"之说。

三、常见证型

外感咳嗽

1. 气阴两虚

【临床症状】咳嗽,痰少,咳声无力,或伴血丝,自汗、盗汗,伴气促,走路无力。舌红,苔少,脉缓细数。

2. 痰热阻肺

【临床症状】咳嗽,咳黄色黏稠痰,发热,面色红,口干喜饮,大便干结,睡眠差。舌红,苔黄腻,脉滑数。

3. 寒痰阻肺

【临床症状】咳嗽,咳白色泡沫痰,伴胸闷、气喘,口渴,但不欲饮水,饮则吐。舌淡,苔白腻,脉濡滑。

4. 脾肾阳虚

【临床症状】咳嗽无痰或有痰,咳白色泡沫痰,无力,四肢酸冷,腰膝酸软,胸闷,气促、喘息,小便清长,大便稀溏。舌淡红,苔白润,舌体胖大,脉细弱。

5. 肺脾气虚

【临床症状】咳嗽无力,痰少,面色萎黄,纳少,四肢无力,伴胸闷,大便稀溏。舌暗红,苔白腻,舌下脉络粗紫,脉弱细无力。

四、辨证施术

(一) 耳穴贴压

【功效】宣肺止咳。

【循经/取穴】见表 1-2-1。

表 1-2-1 耳穴贴压循经/取穴

耳穴	定位
肺	位于耳甲腔中心凹陷处周围,即心穴上下周围,即耳甲 14 区
气管	位于耳甲腔,心区与外耳门之间内 1/3 处,即耳甲 16 区
肝	位于耳甲艇的后下部,即耳甲 12 区
交感	位于耳轮下脚的末端与耳轮交界处即耳甲 12 区
肾上腺	位于耳屏游离缘下部尖端

选穴依据:肺为水上之源,主气司呼吸,主行水,朝百脉,主治节;肝之经脉贯膈而上注于肺。二者有一定联系,肝主升发,肺主肃降,两者相结合,调节脏腑功能,减轻咳嗽。

(二) 舒肺穴位贴

【功效】补虚助阳,温里散寒。

【循经/取穴】见表 1-2-2。

表 1-2-2　舒肺穴位贴循经/取穴

穴位	定位
大椎	第 7 颈椎棘突下凹陷中,后正中线上
肺俞	第 3 胸椎棘突下,后正中线旁开 1.5 寸
天突	在颈前区,胸骨上窝中央,前正中线上

选穴依据：大椎为手足三阳经及督脉交汇处,有益气壮阳的作用；肺俞属足太阳膀胱经,有补益肺气的作用。天突,别称玉户、天瞿,出《灵枢·本输》中,属任脉,主治气喘、咳嗽等。痰浊阻肺证、肺脾气虚证可配以脾俞；肺气虚耗证、肺肾两虚证可配以肾俞。脾俞为脾之背俞穴,属膀胱经经穴,肺病日久"子病及母",而致脾虚；另"脾为生痰之源,肺为贮痰之器"。取脾俞在于健脾化痰、补土生金。肾俞为肾之背俞穴,"肾主纳气",肺虚日久"母病及子",肾气亏虚,肾失纳气,取肾俞以温阳纳气定喘。

（三）隔物灸

【功效】健脾益肺、止咳平喘。

【循经/取穴】见表 1-2-3。

表 1-2-3　隔物灸循经/取穴

穴位	定位
大椎	第 7 颈椎棘突下凹陷中,后正中线上
肺俞	第 3 胸椎棘突下,后正中线旁开 1.5 寸
膏肓	第 4 胸椎棘突下,后正中线旁开 3 寸

选穴依据：大椎属督脉,为诸阳之会,能振奋阳气；肺俞为肺气所注之处,位邻肺脏,可调理肺脏气机,使其清肃有权,补之宣肺；膏肓可补益虚损、养肺调心。诸穴共奏,有健脾益肺、止咳化痰等功效。肺脾气虚证可配以脾俞穴,肺肾气虚证可配以肾俞穴。脾俞为脾之背腧穴,属膀胱经经穴,肺病日久"子病及母",而致脾虚；另"脾为生痰之源,肺为贮痰之器"。取脾俞在于健脾化痰、补土生金。肾俞为肾之背俞穴,"肾主纳气",肺虚日久"母病及子",肾气亏虚,肾失纳气,取肾俞以温阳纳气定喘。根据中医"内病外治"的理论,隔物灸大椎、肺俞等穴,直接作用和刺激穴位,可调节脏腑经络的功能活动,促使组织器官的功能活动恢复正常,协调五脏六腑之间的平衡,起到健脾益肺、止咳平喘的作用。

参考文献

[1] 王熙晨.耳穴压豆护理联合穴位贴敷对慢性阻塞性肺疾病急性加重期患者咯痰症状的应用效果[J].吉林医学,2022,43(10):2852-2854.

[2] 刘殿龙,侯炜.从痰、瘀辨证论治肺癌机制探讨[J].中华中医药杂志,2020,35(2):783-785.

[3] 姜靖洁,苏羚子,刘玉,等.中药联合穴位敷贴治疗肺癌相关性咳嗽的疗效观察[J].中国中医急症,2022,31(9):1419-1422.

第三节

恶心呕吐

一、概述

恶心呕吐是肿瘤患者化疗后常见的症状,是指胃失和降,胃气上逆,而出现以恶心、胃内容物经口吐出为主要临床表现的病症。

二、病因病机

中医学将恶心呕吐归属为"呕吐"范畴,历代医家以有声有物谓之"呕",有物无声谓之"吐",有声无物谓之"哕",因此呕和吐常同时发生。根据中医辨证,肿瘤患者化疗相关性恶心呕吐的常见证型有外邪犯胃、痰饮内停、肝气犯胃、脾胃虚寒、胃阴亏虚等。化疗相关性恶心呕吐的病因病机可理解为化疗患者久病体弱、正气虚损、化疗药物毒邪侵入、情绪不畅等进一步扰乱人体气血,导致脾失健运,胃气失和,升降失职;或肝气郁结,横逆犯胃,胃失和降,气逆而上,而成呕吐。

三、常见证型

1. 外邪犯胃

【临床症状】突然发生呕吐,胸脘满闷,恶心厌食,伴恶寒发热,头身疼痛。舌苔白腻,脉濡缓。

2. 饮食停滞

【临床症状】呕吐酸腐,脘腹胀满,恶心厌食,嗳气,吐后反快,大便不爽,气味臭秽。舌苔厚腻,脉滑实。

3. 痰饮内阻

【临床症状】呕吐清水,胸脘满闷,纳谷不振,头眩心悸,大便稀溏。舌淡红,苔白腻,脉滑。

4. 肝气犯胃

【临床症状】呕吐吞酸,嗳气频作,胸脘满闷,烦闷不爽。舌边红,苔薄腻,脉弦。

5. 脾胃虚寒

【临床症状】饮食不慎或劳累,极易呕吐,时作时止,胃纳不佳,脘腹满闷,面色少华,神疲乏力,口淡不渴,大便溏薄。舌质淡,苔薄白,脉濡缓。

6. 胃阴亏虚

【临床症状】呕吐反复发作,呕量不多或仅吐唾沫,时作干呕,口燥咽干,胃中嘈杂,似饥而不欲食。舌红少津,脉细数。

四、辨证施术

(一)耳穴贴压

【功效】和胃降逆、疏肝理气

【循经/取穴】见表 1-3-1。

表 1-3-1　耳穴贴压循经/取穴

耳穴	定位
神门	位于三角窝后 1/3 的上部,即三角窝 4 区
交感	位于对耳轮下脚前端与耳轮内缘交界处,即对耳轮 6 区
脾	位于 BD 线下方,耳甲腔的后上方,肝穴的下方,耳轮脚消失的部分上后方的下缘处,即耳甲 13 区
胃	位于耳轮脚消失处,贲门穴之外方,即耳甲 4 区
内分泌	屏间切迹内,耳甲腔的底部
肝	耳甲艇后下部

选穴依据:耳穴神门的主要功能为安神,同时还有镇痛作用;脾可健脾和胃,补中益气;胃能健脾胃,消积滞,可降逆止呕;交感是调节交感神经和副交感神经功能的代表区,能调节自主神经,联合使用可调理脾胃,减轻呕吐反应。痰饮内停证加用耳穴内分泌,有调节内分泌功能和神经功能,抑制呕吐反射发生;肝气犯胃证可加用耳穴肝,可疏肝理气。

(二)中药热奄包

【功效】和胃止呕、温阳理气

【循经/取穴】见表1-3-2。

表1-3-2 中药热奄包循经/取穴

穴位	定位
神阙	在脐区,脐中央
中脘	脐中上4寸,前正中线上
关元	脐中下3寸,前正中线上

选穴依据:神阙属于任脉,为下焦之枢纽,又邻近胃与大小肠,能健脾胃。中脘穴为胃之募穴,任脉、手太阳小肠经、足阳明胃经交会穴,可健运中州,调理胃气;关元具有固本培元的作用,联合应用能够调理脾胃、和胃止呕,适用于脾胃虚寒证。

(三) 艾条灸(悬灸)

【功效】健脾益气、和胃降逆

【循经/取穴】见表1-3-3。

表1-3-3 艾条灸(悬空灸)循经/取穴

穴位	定位
中脘	脐中上4寸,前正中线上
内关	腕掌侧远端横纹上2寸,掌长肌腱与桡侧腕屈肌腱之间
足三里	犊鼻下3寸,距胫骨前缘一横指(中指)
脾俞	第11胸椎棘突下,后正中线旁开1.5寸
胃俞	第12胸椎棘突下,后正中线旁开1.5寸

选穴依据:中脘属奇经八脉之任脉,是六腑经气交汇之处,有和胃调中、调节脏腑功能之效;内关为手心主之络,别走少阳、下膈,历络三焦,主宽胸理气、降逆止呕;足三里属于胃经的下合穴,主治呕吐、胃痛等脾胃系疾病,建里、和胃、健脾,主治胃脘疼痛、腹胀、呕吐等。外邪犯胃证可加用胃俞,其为胃之背俞,有理气、和胃、止呕之功效;脾胃虚寒证可加用胃俞、脾俞,其中脾俞有健脾利湿、益气统血之功效,能促进消化吸收,治疗不思饮食、水肿、腹胀等症。

(四) 穴位贴敷

【功效】健脾和胃、疏肝理气

【循经/取穴】见表1-3-4。

表 1-3-4　穴位贴敷循经/取穴

穴位	定位
中脘	当脐中上 4 寸,前正中线上
足三里	犊鼻下 3 寸,距胫骨前缘一横指(中指)
内关	腕掌侧远端横纹上 2 寸,掌长肌腱与桡侧腕肌腱之间

选穴依据:中脘属于任脉,可以调节脾胃,治疗胃痛、呕吐、腹胀、肠鸣等;内关属于手厥阴心包经,此穴主治胃痛、呕吐、腹胀、呃逆等;足三里属于足阳明胃经,此穴可以起到防病保健作用,主治胃痛、腹胀、呕吐、泄泻、不思食等;诸穴合用可调理脾胃,温通经络,调和气血,从而治疗呕吐,增强机体功能。根据不同证型遵医嘱给予不同功效中药方。

(五) 隔物灸

【功效】益气健脾、降逆和胃。

【循经/取穴】见表 1-3-5。

表 1-3-5　隔物灸循经/取穴

穴位	定位
内关	腕掌侧远端横纹上 2 寸,掌长肌腱与桡侧腕肌腱之间
神阙	在脐区,脐中央
中脘	脐中上 4 寸,前正中线上
关元	在下腹部,前正中线上,当脐中下 3 寸

选穴依据:内关的作用主要为理气止痛、镇静心神;神阙在肚脐中央,属于任脉,归属阴脉之海,与冲脉、督脉合称为"一源三歧",三脉的经气是相互连通的,贯穿在十二经脉间,主要作用为蕴蓄经脉气血。外邪犯胃证可加用中脘,能有效改善食欲不振、腹胀、止呕等症状;脾胃虚寒证可加用关元,能对人体元气进行有效补充,对吐泻、腹痛等有效。

(六) 穴位点按

【功效】疏肝理气、降逆和胃、益气健脾

【循经/取穴】见表 1-3-6。

表 1-3-6　穴位点按循经/取穴

穴位	定位
合谷	当第 2 掌骨桡侧的中点处
内关	腕掌侧远端横纹上 2 寸,掌长肌腱与桡侧腕屈肌腱之间
神阙	在脐区,脐中央
中脘	脐中上 4 寸,前正中线上
关元	当脐中下 3 寸,前正中线上
肝俞	当第 9 胸椎棘突下,后正中线旁开 1.5 寸
三阴交	当足内踝尖上 3 寸,胫骨内侧缘后际

选穴依据:合谷属手阳明大肠经原穴,主要作用为升降气机、益气理中、升清降浊;内关主要作用为理气止痛、镇静心神;神阙,属于任脉,归属阴脉之海,与冲脉、督脉合称为"一源三歧",三脉经气互通,贯穿在十二经脉间,主要作用为蕴蓄经脉气血;中脘能有效改善食欲不振、腹胀,而且还具有止呕的效果。脾胃虚寒证可加用关元,能对人体元气进行有效补充,能对吐泻、腹痛等进行有效治疗;肝气犯胃证可加用肝俞,其归属于足太阳膀胱经,有健脾养心、疏肝解郁之功效;胃阴不足证可以加用三阴交,其为足太阴脾经常用腧穴之一,为足三阴经的交会穴,可调补肝、脾、肾三经气血,养阴健脾。

(七)揿针

【功效】降逆和胃、疏肝理气
【循经/取穴】见表 1-3-7。

表 1-3-7　揿针循经/取穴

穴位	定位
内关	腕掌侧远端横纹上 2 寸,掌长肌腱与桡侧腕屈肌腱之间
足三里	位于小腿外侧,犊鼻下 3 寸,犊鼻与解溪连线上
公孙	在足内侧缘,当第 1 跖骨基底的前下方,赤白肉际处

选穴依据:内关主要作用为理气止痛、镇静心神;足三里是"足阳明胃经"的主要穴位之一,主治胃肠病证;公孙属足太阴脾经,足太阴之络穴,八脉交会穴之一,通冲脉,主治胃痛、呕吐、肠鸣、腹痛,适用于外邪犯胃证、肝气犯胃证。

参考文献

[1] 叶成红.耳穴埋豆联合隔姜灸治疗慢性肾衰竭恶心呕吐的疗效观察[J].安徽医专学报,2022,21(3):145-147.

[2] 刘英姿,顾汉宝,刘燃,等.揿针联合托烷司琼对腹腔镜全子宫切除术后恶心呕吐及炎性因子的影响[J].临床麻醉学杂志,2023,39(6):586-589.

[3] 谢燕芬,陈银松,吴静文.中药热奄包联合穴位按摩治疗脾虚痰湿证肿瘤化疗所致恶心呕吐临床观察[J].中国中医药现代远程教育,2020,18(24):103-105.

[4] 李恒震.艾灸足三里等穴防治胃癌化疗后呕吐的临床研究[D].济南:山东中医药大学,2022.

[5] 王娇.艾灸改善恶性肿瘤患者化疗后骨髓抑制的临床观察[D].成都:成都中医药大学,2023.

[6] 王东莉,李霞,周蕾,等.中医五音疗法联合穴位按压对急性白血病患者化疗所致恶心呕吐及生活质量的影响[J].护理与康复,2022,21(12):39-41.

[7] 姚蓓,张会平,张金玲,等.揿针联合止吐散穴位贴敷治疗非小细胞肺癌化疗后恶心呕吐疗效观察[J].山西中医,2024,40(7):29-31.

第四节

腹胀

一、概述

腹胀是恶性肿瘤患者常见的临床症状,临床主要针对肿瘤患者因肿瘤相关性因素直接或间接造成胃肠功能受抑、纳食减少、蠕动缓慢,从而引发腹部胀闷不舒、排气减少、早饱感,并除肠梗阻外可定义成"癌性腹胀"。

二、病因病机

中医古籍中没有"癌性腹胀"的表述,其记载散落在"癌满""腹胀""腹满"等描述中。本病由日久渐积而来,与正气不足密切相关,因气机升降异常、肝脾不调所致。其病位在肝、脾、肾,涉及肺,病理因素为气滞、血瘀、水湿,各有侧重,又相互为因,错杂为患。

三、常见证型

(一)实胀

1. 气滞湿阻

【临床症状】腹胀按之不坚,胁下胀满或疼痛,饮食减少,食后甚,得嗳气、矢气稍减,小便短少。舌苔薄白腻,脉弦。

2. 水湿困脾

【临床症状】腹大胀满,按之如囊裹水,甚则颜面微浮,下肢肿,脘腹痞胀,得热稍舒,精神困倦,身重头重,怯寒懒动,小便少,大便溏。舌苔白腻而滑,脉濡缓或弦迟。

3. 湿热蕴结

【临床症状】腹大坚满,脘腹胀急,烦热口苦,渴不欲饮,小便赤涩,大便秘结或溏垢。舌边尖红,苔黄腻或兼灰黑,脉弦数。

4. 肝脾血瘀

【临床症状】脘腹坚满,青筋显露,胁下疼痛如针刺,面色晦暗黧黑,或见赤丝血缕,面、颈、胸、臂出现血痣或蟹爪纹,口干不欲饮水,或见大便色黑。舌质紫暗或有紫斑,脉细涩。

(二) 虚胀

1. 脾肾阳虚

【临床症状】腹大胀满,形似蛙腹,朝宽暮急,面色苍黄,或呈苍白,脘闷纳呆,神倦怯寒,肢冷水肿,小便短少不利。舌体胖,质紫,苔淡白,脉沉细无力。

2. 肝肾阴虚

【临床症状】腹大胀满,或见青筋显露,面色晦滞,唇紫,口干舌燥,心烦失眠,时或鼻衄,牙龈出血,小便短少。舌质红绛少津,苔少或光剥,脉弦细数。

四、辨证施术

(一) 行气通腑穴位贴

【功效】通经活络,行气消痞。

【循经/取穴】见表1-4-1。

表1-4-1 行气通腑穴位贴循经/取穴

穴位	定位
中脘	脐中上4寸,前正中线上
足三里	犊鼻下3寸,距胫骨前缘一横指

选穴依据:中脘穴为胃的募穴、八会穴之腑会,通过任脉主六腑传导化物,故有健脾胃、助消化、消腹胀、补中气的作用。足三里为足阳明胃经的合穴,有调节机体免疫力、燥化脾湿、生发胃气的功能。

(二) 中药热奄包

【功效】和胃理气。

【循经/取穴】见表1-4-2。

表1-4-2 中药热奄包循经/取穴

穴位	定位
神阙	在脐区,脐中央
中脘	脐上4寸,前正中线上
下脘	脐中上2寸,前正中线上
上脘	脐中上5寸,前正中线上

选穴依据：神阙穴为任脉之穴,有治气虚腹胀的作用；中脘有和胃健脾、降逆利水的作用；上脘有和中降逆、利膈化痰的作用；下脘主治脘痛、腹胀、呕吐、呃逆等。诸穴居于任脉与督脉相表里内,连十二经脉、五脏六腑、四肢百骸,能通达百脉,有培元固本、回阳救逆、补益脾胃、理气和肠之功效。

（三）耳穴贴压

【功效】健脾益气、温中止痛。

【循经/取穴】见表1-4-3。

表1-4-3 耳穴贴压循经/取穴

耳穴	定位
神门	位于三角窝后1/3的上部,即三角窝4区
交感	位于对耳轮下脚前端与耳轮内缘交界处,即对耳轮6区
腹	位于对耳轮体,腰骶椎前侧近耳腔缘,对耳轮体前部上2/5处,对耳轮8区
大肠	在耳轮脚上缘内侧1/3,与口穴相对处
小肠	位于耳轮脚及部分耳轮与AB线之间的中1/3处,即耳甲6区
内分泌	位于屏间切迹内,耳甲腔的前下部,约距屏间切迹边缘0.2 cm处,即耳甲18区

选穴依据：耳穴神门最主要的功能为安神；交感是调节交感神经和副交感神经功能的代表区,能调节自主神经,联合使用可调理脾胃,减轻腹胀；大肠有通腑下气、解毒止痛之功效；小肠具有清热化滞、调理胃肠、利气宁心之功效；腹具有和胃下气、消肿除满、通筋活络、柔肌解痉、消肿止痛的作用；内分泌有培精益气、通络祛邪之功效,可活血通络,疏肝理气,用于调节内分泌系统,具有抗风湿、增强免疫调节、利湿消肿等功效。

（四）艾条灸

【功效】消瘀散结、理气止痛。

【循经/取穴】见表1-4-4。

表1-4-4 艾条灸循经/取穴

穴位	定位
神阙	在脐区,脐中央
天枢	横平脐中,前正中线旁开2寸
足三里	犊鼻下3寸,距胫骨前缘一横指

选穴依据：据中医学理论，脐为经络总枢，通过任脉主六腑传导化物。神阙为任脉之穴，有治气虚腹胀之功；天枢是治腹胀之常穴，有理气止痛、活血散瘀、清利湿热的作用；足三里具有促进消化功能、加快毒素排出、提高免疫力的作用。

参考文献

[1] 李丽,刘晓梦.艾灸治疗胰腺肿瘤患者腹胀的疗效观察与护理体会[J].航空航天医学杂志,2019,30(8):1017-1018.

[2] 姜叶,宋柏娟,朱倩.耳穴贴压联合穴位贴敷对大肠息肉患者术后腹胀和腹痛症状的影响[J].中西医结合护理(中英文),2023,9(5):61-64.

[3] 张雪峰.子午流注择时大黄联合芒硝穴位贴敷在改善无创通气腹胀中的应用[J].现代养生,2023,23(7):507-509.

[4] 赵梅,李影.中医特色护理联合情志护理应用于慢性乙型肝炎后肝硬化腹胀患者的效果[J].中西医结合护理(中英文),2021,7(11):69-72.

[5] 周丽娜,杨依玲,肖蒙,等.机器人辅助腹腔镜下泌尿外科术后腹胀机理及中医康复研究现状与展望[J].长春中医药大学学报,2023,39(6):694-698.

第五节

水肿

一、概述

水肿是指人体组织间隙中过多液体积聚导致组织肿胀。肿瘤患者水肿常与低蛋白血症有关,主要原因为:恶性肿瘤对氮的摄取,消化道肿瘤所致摄食困难,蛋白经由消化道丢失,抗肿瘤治疗所致肝损伤影响蛋白质合成等因素相关。水肿是肿瘤患者常见的临床表现之一。

二、病因病机

中医学将水肿辨证分型为阳水与阴水。认为水肿病位在肺、脾、肾三脏,关键在肾。肺主通调水道、脾主运化水湿、肾主水,故其基本病机为肺失通调、脾失转输、肾失开阖,三焦气化不利。肿瘤患者因风邪外袭,肺失宣降;或疮毒内侵,不得外泄,内归肺脾;或久居湿地、冒雨涉水,导致水湿困脾或风水相搏;或饮食不节,脾胃损伤,运化失司;或禀赋不足、久病劳倦,损伤脾肾,导致肺、脾、肾功能失调,三焦气化不利,均可产生水肿。

三、常见证型

(一)阳水

1. 风水相搏

【临床症状】眼睑及颜面浮肿,继则波及四肢和全身,来势迅速,伴发热恶风,肢节酸楚,小便不利等。偏于风热者,口干咽痛,舌质红,苔黄,脉浮滑数;偏于风寒者,恶寒明显,可伴咳喘,舌苔薄白,脉浮紧。

2. 湿毒浸淫

【临床症状】眼睑浮肿,延及全身,皮肤光亮,尿少色赤,咽喉肿痛或身发疮痍,甚者溃烂,伴恶风发热。舌质红,苔黄,脉浮数或滑数。

3. 水湿浸渍

【临床症状】起病缓,病程较长,全身浮肿,下肢为甚,按之没指,小便短少,身重体倦,胸闷,纳呆,泛恶,腹胀。舌苔白腻,脉沉缓或濡。

4. 湿热壅盛

【临床症状】遍体浮肿,肿势多剧,皮肤绷急光亮,胸脘痞闷,烦热口渴,小便短赤,大便干结。舌质红,苔黄腻,脉沉数或濡数。

(二) 阴水

1. 脾阳虚衰

【临床症状】身肿日久,腰以下肿甚,按之凹陷难复,脘腹胀闷,纳减便溏,小便短少,畏寒肢冷,面色萎黄,神疲乏力。舌质淡,苔白腻或白滑,脉沉缓或沉弱。

2. 肾阳衰微

【临床症状】水肿反复消长不已,面浮身肿,腰以下为甚,按之凹陷不起,畏寒肢冷,腰酸冷痛,神疲倦怠,面色白或灰滞,甚则心悸喘促,喘促难卧,尿少或反多。舌淡胖,苔白,脉沉细或沉迟无力。

3. 瘀水互结

【临床症状】水肿延久不退,肿势轻重不一,四肢或全身浮肿,以下肢为主,皮肤瘀斑,腰部刺痛或伴血尿。舌紫暗,苔白,脉沉细涩。

四、辨证施术

(一) 健脾化水穴位贴

【功效】运脾化湿、温阳化水

【循经/取穴】见表 1-5-1。

表 1-5-1 健脾化水穴位贴循经/取穴

穴位	定位
肾俞	第 2 腰椎棘突下,后正中线旁开 1.5 寸
脾俞	第 11 胸椎棘突下,后正中线旁开 1.5 寸

续表

穴位	定位
阴陵泉	胫骨内侧髁下缘与胫骨内侧缘之间的凹陷中
足三里	犊鼻下3寸,距胫骨前缘1横指(中指)

选穴依据:肾俞出自《灵枢·背俞》,别名肾俞等,属足太阳膀胱经。肾俞内应肾脏,是肾脏经气输注于背部之处,肾脏寒湿水气由此外输膀胱经,因此是治疗肾疾之要穴。脾俞是脾经之气输注于背部的一个穴位,其本身就具有健脾化湿的作用,况且"水惟畏土",治疗水肿时脾俞与肾俞相互配合,联合穴位贴敷的作用,共同达到运脾化湿、温阳化水的效果。阴陵泉属足太阴脾经,主阴,可治疗津液代谢异常病证。足三里属足阳明胃经,与阴陵泉为健脾利湿最佳搭配,相互配合健脾利湿,通利三焦。

(二) 通络利水足浴

【功效】运脾化湿、温阳化水

【循经/取穴】

选穴依据:足浴主要作用部位为足部,足部是三阴经的起点,三阳经的终点,并且阴跷、阳跷、阴维、阳维脉都起于足部,冲脉分支至足部,因此足部与全身组织、器官的联系紧密。提示足部可用以治疗运化失常所致津液代谢异常疾病。

(三) 利水消肿中药外敷

【功效】通经活络、利水消肿。

【循经/取穴】肢体水肿部位。

选穴依据:中药外敷是中药经皮给药系统方法的一种。中药外敷直接作用于患处,同样对患者具有利尿、泻下、逐水等作用,减少水液潴留。现代医学研究表明,外敷中药具有改善血液循环、促进血肿的吸收及机化、调节内分泌系统等作用。药物在患处通过皮肤渗透达皮下组织,在局部产生药物浓度的相对优势,减轻局部的炎症反应,促进局部的组织液循环,达到消除水肿的目的。

参考文献

[1] 伍捷,喻思思.艾灸联合穴位贴敷在肾病综合征水肿患者中的应用效果[J].实用临床医学,2023,24(4):88-90.

[2] 俞琴,黄文霞.改良式双下肢抬高枕和中药熏洗在肾性水肿中的应用研究[J].实用临床

护理学电子杂志,2019,4(39):128.

[3] 赵平.温阳散穴位贴敷治疗脾肾两虚证肾性水肿的临床研究[J].中医临床研究,2020,12(28):30-33.

[4] 任莉洁,邱静,魏巧兰,等.芒硝外敷联合雷火灸缓解肾虚湿瘀证患者肾性水肿[J].护理学杂志,2020,35(19):4-6.

第六节

发热

一、概述

发热是指当机体在致热原作用下或体温中枢出现功能障碍、产热过程增加，而散热不能相应地增加或散热减少，体温超过正常范围的症状。癌性发热一般指肿瘤患者出现的直接与肿瘤相关的非感染性发热，是肿瘤患者常见的并发症。

二、病因病机

癌性发热属于中医学"内伤发热范畴"，内伤发热的病因主要是久病体虚、饮食劳倦、情志失调、外伤出血等导致脏腑功能失调、气血阴阳亏虚所致。基本病机主要为脏腑功能失调，气血阴阳亏虚，阴阳失衡，或气、血、痰湿等郁结壅遏化热所致。病变涉及多个脏腑，包括肺、脾（胃）、心、肝、肾，而以肝、脾、肾为主。本病病性以火热为标，脏腑气血亏虚、阴阳失衡为本，可分为虚、实两端。由气郁化火、瘀血阻滞及痰湿停聚所致者属实；由气、血、阴、阳亏虚所致者为虚。

三、常见证型

1. 气郁发热

【临床表现】发热多为低热或潮热，热势常随情绪波动而起伏，精神抑郁或烦躁易怒，胸胁胀闷，口苦而干，妇女常兼月经不调，经来腹痛，或乳房发胀。苔黄，脉弦数。

2. 血瘀发热

【临床表现】午后或夜晚发热，或自觉身体某些局部发热，口干咽燥，但不多饮，躯干或四肢有固定痛处或肿块，甚或肌肤甲错，面色萎黄或暗黑。舌质青紫或有瘀点、瘀斑，脉涩。

3. 湿郁发热

【临床表现】低热或午后热甚,胸闷脘痞,全身重着,不思饮食,渴不欲饮,甚或呕恶。舌苔白腻或黄腻,脉濡数。

4. 气虚发热

【临床表现】发热,热势或高或低,常在劳累后发生或加剧,头晕乏力,气短懒言,自汗,易感冒,食少便溏。舌质淡,苔薄白,脉细弱。

5. 血虚发热

【临床表现】发热,多为低热,头晕眼花,身倦乏力,心悸不宁,面白少华,唇甲色淡,舌质淡,脉细弱。

6. 阴虚发热

【临床表现】午后潮热,或夜间发热,手足心热,或骨蒸潮热,不欲近衣,少寐多梦,盗汗,口干咽燥。舌质红或有裂纹,无苔或少苔,脉细数。

7. 阳虚发热

【临床表现】发热,形寒怯冷,四肢不温或下肢发冷,面色㿠白,头晕嗜寐,腰膝酸痛。舌质胖润或有齿痕,苔白润,脉沉细而弱,或浮大无力。

四、辨证施术

(一)耳穴贴压

【功效】疏肝理气,解郁散热。

【循经/取穴】见表1-6-1。

表1-6-1 耳穴贴压循经/取穴

耳穴	定位
皮质下	对耳屏内侧面,对耳屏边缘下1/3的内侧面中点处,即对耳屏4区
交感	对耳轮下脚末端与耳轮内缘相交处,即对耳轮6区前端区
肝	耳甲艇的后下部,胃反射区与十二指肠反射区的后方,胰腺点穴至外腹穴连线的中间处,即耳甲12区
脾	BD线下方,耳甲腔的后上方,肝穴的下方,耳轮脚消失的部分上后方的下缘处,即耳甲13区
肾	耳甲艇,对耳轮上、下脚分叉处下方,对耳轮下脚下方后部,平视时在止血2穴至小肠穴连线的中间处,即耳甲10区

选穴依据:耳郭是人体的缩影,采用耳穴贴压法对耳穴相应区域有规律地刺激,刺激通过末梢神经传到大脑皮质相应区域,发挥畅通病灶经络气血、平衡阴阳的作用。皮质下具有调节大脑皮质兴奋与抑制的作用;交感滋阴养阳,具有改

善患者烦躁、紧张及调节自主神经功能紊乱的作用。配合肝、脾、肾以疏肝理气，调节脾肾，使脏腑功能调和，阴平阳秘，气机运行正常。

（二）穴位贴敷

【功效】调和营卫、解毒泻热。

【循经/取穴】见表1-6-2。

表1-6-2 穴位贴敷循经/取穴

穴位	定位
大椎	第7颈椎棘突下凹陷中，后正中线上
涌泉	屈足卷趾时足心最凹陷中
脾俞	第11胸椎棘突下，后正中线旁开1.5寸
肾俞	第2腰椎棘突下，后正中线旁开1.5寸
风池	枕骨之下、胸锁乳突肌上端与斜方肌上端之间的凹陷中

选穴依据：大椎属于手三阳脉、足三阳脉与督脉之会穴，为全身退热之要穴，具有退热祛邪、通阳解表的作用；涌泉属于足三阳肾经首穴，主升降，可调节肾经及全身经络，祛湿化痰、通关开窍，在晕厥、眩晕等病症治疗中发挥着重要的作用。中药穴位贴敷于大椎穴与双侧涌泉穴，可达祛邪安正的目的。风池属足少阳胆经，为足少阳、阳维之会穴，是治疗风病的要穴。肾俞属足太阳膀胱经，有纳气平喘的作用。

参考文献

[1] 王泽文,王振强.癌性发热的中医辨证治疗[J].中医临床研究,2024,16(6):70-74.

[2] 张友乾.耳穴贴压结合栀子豉汤加味治疗气郁发热的临床观察[J].中国民间疗法,2020,28(19):58-60.

[3] 洪伟清.中医护理在耳穴贴压治疗外感发热中的应用分析[J].心电图杂志(电子版),2019,8(1):175-176.

[4] 张奕颖,陈欣.中药穴位贴敷对流感患者退热作用的临床观察[J].国医论坛,2020,35(2):25-27.

[5] 张潇斌.穴位贴敷治疗外感风热型小儿疱疹性咽峡炎前瞻性队列研究的临床疗效阶段分析[D].山东中医药大学,2021.

[6] 韩琼,宰风雷,崔耀辉,等.穴位贴敷干预病毒性肺炎发热的应用探讨[J].光明中医,2020,35(16):2606-2608.

第七节 口干

一、概述

口干是一种主观上的感觉,引起的原因各不相同,是因唾液分泌减少,引起口腔干燥的状态和感觉。肿瘤科放化疗患者多见,表现为放、化疗后出现口腔干燥、咽喉灼痛及口唇干裂等,使口腔黏膜变得脆弱,对化学刺激更加敏感。

二、病因病机

肿瘤患者口干的病因病机主要有放化疗致热邪入侵,内外热毒,交困结合,热毒瘀积。这些病因导致热邪在体表聚集,从而阻碍气血津液的运行,造成津亏,故而引起口干症状。

三、常见证型

1. 阴虚火旺证

【临床症状】口渴且饮水量多,失眠多梦,大便干燥,小便黄,手足心热。舌红苔黄燥,脉细数。

2. 脾胃虚弱证

【临床症状】口干但不欲饮,或只喝少量热水,食量减少,消化欠佳,舌质淡红,脉缓弱。

3. 脾胃实热证

【临床症状】口渴欲饮,且喜冷饮,尿黄,大便干燥,脾气急躁,心烦失眠。舌红苔黄腻,脉实有力。

4. 肾阴亏虚证

【临床症状】口干且喜饮,但不影响进食,尿多,腰膝酸软,常常伴有心烦头昏。舌红苔薄,脉细数。

四、辨证施术

(一) 穴位按摩

【功效】养阴健脾、清热泻火。

【循经/取穴】见表1-7-1。

表1-7-1 穴位按摩循经/取穴

穴位	定位
承浆	面部,颏唇沟的正中凹陷处
列缺	腕掌侧远端横纹上1.5寸,拇短伸肌腱与拇长展肌腱之间,拇长展肌腱沟凹陷中
照海	内踝尖下1寸,内踝下缘边际凹陷中

选穴依据:《素问·经络别论篇》云,"饮入胃,游气溢,上输脾,气散精,上归肺,通过调节水经,下膀胱",津液在脾胃中产生,在肺中运输,在肾中排泄。承浆穴,属任脉,是手阳明大肠经、足阳明胃经、任脉和督脉四经的交会穴,具有生津敛液、舒筋活络的功用;列缺穴,乃手太阴肺之络;照海穴,属足少阴肾经,八脉交会穴,主治咽干。按摩此三穴可以益气养阴健脾、清热泻火、宣发肺气,从而通调水道滋养肾脏,使得肾中津液上传于口,达到生津止渴、缓解口干的效果。

(二) 中药泡茶饮(养阴生津茶)

【功效】益气润燥、清热生津。

【循经/取穴】口腔。

选穴依据:养阴生津茶包括西洋参、麦冬、玄参、天冬、山萸肉等药材。西洋参益气生阴,清热生津;麦冬养阴益胃;玄参滋阴清热;天冬养阴生津;山萸肉润肺滋肾补益肝肾,生津止渴。联合应用泡茶饮,能清热补阴,益胃生津,可用于治疗肺热燥咳、热病津伤、咽干口渴等症。

(三) 中药漱口(乌梅汤)

【功效】生津止渴。

【循经/取穴】口腔。

选穴依据:乌梅汤方中有乌梅、石斛、甘草,予熬制冷藏后漱口。乌梅具有敛肺、涩肠、生津、安蛔之功效;石斛养阴清热,生津利咽;甘草具有补脾益气、清热解毒、祛痰止咳、缓急止痛、调和诸药之功效。乌梅性平、味酸,甘草性平、味甘,乌梅甘草配伍使用,酸甘化阴、养阴生津之效显著,提升患者肺、胃、肾三脏腑的阴气阴液,促使正常调节机体内水液平衡。冷藏后漱口可刺激口腔分泌唾液,使口腔保持滋润状态,缓解放化疗导致唾液腺损伤造成的口干症。

参考文献

[1] 廖天天,胡敏,蒋凌,等.鼻咽癌放射性口干症的中西医治疗进展[J].内蒙古中医药,2023,42(10):110-113.

[2] 沙莎,刘佳,沈伟生,等.清热敛阴汤干预头颈部肿瘤放疗后放射性口腔黏膜炎及口干症临床研究[J].实用中医内科杂志,2024,38(3):139-142.

[3] 张小云,山惠萍,奚兰花,等.咀嚼运动联合穴位按摩在鼻咽癌放疗患者放射性口干症中的应用[J].护理实践与研究,2023,20(22):3394-3399.

[4] 刘玉娟,卫彬彬,肖苗,等.鼻咽癌放疗后吞咽困难干预措施的研究进展[J].肿瘤研究与临床,2020,32(6):445-449.

[5] 孟湘月,曾双梅,杜爱红,等.健脾生津汤辅助治疗头颈部肿瘤放射性口干症的效果[J].内蒙古中医药,2022,41(8):8-9.

[6] 吕玉洁,江岱琪,李红丽,等.预见性护理联合加减养阴生津茶在头颈部肿瘤合并放射性口干症患者中的应用[J].齐鲁护理杂志,2022,28(1):66-68.

[7] 鲁丽容,潘珊,杨荣.冰镇乌梅汤含漱治疗鼻咽癌放疗后口干症的临床观察[J].中医肿瘤学杂志,2021,3(4):114-116.

第八节

肿瘤相关性失眠

一、概述

肿瘤相关性失眠，又称肿瘤相关性睡眠障碍、癌因性失眠，是肿瘤患者因睡眠时间缩短、睡眠质量缺乏从而影响正常生活的一种主观性体验，其主要临床表现为入睡困难、睡着易醒、醒后难以入睡或多梦、醒后疲乏等。

二、病因病机

根据肿瘤相关性失眠的临床表现，可将其归属于中医学的"不寐"及西医学的睡眠障碍。《黄帝内经》最早对失眠的病因进行论述，认为失眠的主要病因分为两大类：一是其他病症伴发，如咳嗽、呕吐、腹泻等，使人不得安卧；二是自身气血阴阳失和，使人不能入寐。正常的睡眠依赖人体"阴平阳秘"，失眠的病因错综复杂，核心病机在于阴阳失调。

三、常见证型

1. 心火上炎

【临床症状】心烦不寐，躁扰不宁，怔忡，口干舌燥，小便短赤，口舌生疮，舌尖红，苔薄黄，脉细数。

2. 肝郁化火

【临床症状】忧怒伤肝，肝失条达，气郁化火，上扰心神则不寐；肝气犯胃则不思饮食；肝郁化火则急躁易怒；肝火乘胃，胃热则口渴喜饮；火热上扰，故目赤口苦；小便黄赤，大便秘结；舌红，苔黄，脉弦数。

3. 痰热内扰

【临床症状】宿食停滞，积湿成痰，因痰生热，痰热上扰则心烦不寐；痰湿壅遏于中,气机不畅,胃失和降,故见胸闷、恶食、嗳气或呕恶;清阳被蒙,故头重目眩;苔黄腻,脉滑数为痰热、宿食内停之征。

4. 胃气不和

【临床症状】不寐,脘腹胀满,胸闷嗳气,嗳腐吞酸,或见恶心呕吐,大便不爽,舌苔腻,脉滑。

5. 心脾两虚

【临床症状】心脾亏虚,血不养心,神不守舍,故多梦易醒、健忘、心悸;气血亏虚,不能上奉于脑,清阳不升,故头晕目眩;血虚不荣,故面色少华,舌淡;脾失健运,则饮食无味;血少气虚,故肢倦神疲,脉虚弱。

6. 阴虚火热

【临床症状】肾阴不足,不能上交于心,心肝火旺,虚热扰神,故心烦不寐,心悸不安;肾精亏耗,髓海空虚,故头晕,耳鸣,健忘;腰府失养则腰酸;精关不固,故而梦遗;口干津少,五心烦热;舌红,脉细数,均为阴虚火旺之象。

7. 心胆气虚

【临床症状】心虚则心神不安,胆虚则善惊易恐,故多梦易醒,心悸善惊;气短倦怠,小便清长,为气虚之象;舌淡,脉弦细,均为气血不足之表现。

四、辨证施术

(一) 耳穴贴压

【功效】补益心血、养心安神。

【循经/取穴】见表1-8-1。

表1-8-1 耳穴贴压循经/取穴

耳穴	定位
心	在耳甲腔正中凹陷处,即耳甲15区
神门	在三角窝后1/3的上部,即三角窝4区
皮质下	在对耳屏内侧面,即对耳屏4区
垂前	在耳垂正面前中部,即耳垂4区

选穴依据:耳穴心具有疏通血络、调理气血、宁心安神的作用;神门具有调节大脑皮层兴奋与抑制作用;皮质下可调节大脑皮质的功能,可以调节神经功能,镇静安神,促进睡眠;垂前为神经衰弱点,具有宁心安神,行气止痛的作用。心脾两虚证可加用耳穴脾,脾可健脾益气、养血安神;"胃不和则卧不安",胃部不适患

者多有失眠发生,胃能健脾胃,调理脾胃失和引起的失眠。肝郁化火证可加用肝,肝可疏肝理气、调畅气机。阴虚火旺证可加用肾,肾主治失眠多梦、耳鸣、高血压等症状。

(二) 开天门

【功效】镇静安神、提神醒脑。

【循经/取穴】见表 1-8-2。

表 1-8-2 开天门循经/取穴

穴位	定位
印堂穴	两眉毛内侧端中间凹陷中
上星穴	前发际正中直上 1 寸
头维穴	额角发际直上 0.5 寸,头正中线旁开 4.5 寸
攒竹穴	眉头凹陷中,额切迹处
丝竹空穴	眉梢凹陷中
百会穴	前发际正中直上 5 寸
太阳穴	眉梢与目外眦之间,向后约一横指的凹陷处
风池穴	枕骨之下,胸锁乳突肌上端与斜方肌上端之间凹陷中
肩井穴	第 7 颈椎棘突与肩峰最外侧点连线的中点

选穴依据:印堂穴属于经外奇穴,可明目通鼻、宁心安神,用于治疗失眠、头痛等症;上星穴为督脉经穴,可清脑、明目、安神、通鼻窍;头维穴为足阳明胃经在头角部的腧穴,是足阳明胃经与足少阳胆经、阳维脉之交会穴,可清脑明目,活血通络;攒竹穴为足太阳膀胱经的腧穴之一,此穴有舒筋活络,清肝明目的作用;丝竹空穴为手少阳三焦经的腧穴之一,具有疏风清热,明目安神的功效;百会穴是调节大脑的要穴,百脉之会,贯达全身,此穴属阳,又于阳中寓阴,故能通达阴阳脉络,连贯周身经穴,对于调节机体的阴阳平衡起着重要的作用,具有醒脑开窍、安神定志等功效;太阳穴为经外奇穴,具有宁神醒脑、祛风止痛的作用;风池穴为足少阳胆经的腧穴之一,此穴可壮阳益气,用于治疗头痛、失眠等症;肩井穴为足少阳胆经常用的腧穴之一,此穴具有祛风清热、活络消肿的作用,用于治疗颈项强痛、背疼痛等症。开天门联合诸穴,杂合推、揉、拍、叩、梳、抹之手法,可根据对象气血、虚实、阴阳之不同,采取补、泻、散、和、清之法,内通经脉,调和五脏,梳理气血,达到平衡阴阳、舒经通络、调和气血、提神醒脑、镇静安眠之功效。

（三）头部刮痧

【功效】疏经活络，调节阴阳。

【循经/取穴】见表 1-8-3。

表 1-8-3　头部刮痧循经/取穴

	定位
循经	督脉：上星穴→风府穴
	膀胱经：头维穴→天柱穴
	胆经：头临泣穴→风池穴
	三焦经：耳门穴→翳风穴

循经依据：头部循经刮痧主治头面五官及神志病证，可缓解头痛、眩晕、耳鸣、惊悸、失眠、焦虑、多梦等诸多症状。肝火扰心证加太冲，太冲是足厥阴肝经的原穴，具有疏肝理气、平肝泄热、舒肝养血、清利下焦的作用。痰热扰心证加丰隆，丰隆为足阳明胃经的络穴，脾胃主运化水湿，故有健脾益气、祛湿化痰之功，为祛痰要穴。心脾两虚证加心俞、脾俞，心俞为足太阳膀胱经腧穴，心俞可宽胸理气、宁心安神，脾俞是脾脏散热除湿之要穴，刮拭此二穴可调理脏腑、补益气血、养心健脾、安神助眠。

（四）中药足浴

【功效】疏经活络，调节阴阳。

【穴位/部位】见表 1-8-4。

表 1-8-4　中药足浴穴位/部位

穴位/部位	定位
双足（下肢）	足三阳、足三阴至双足踝关节循行区
涌泉穴	屈足卷趾时足心最凹陷中

选穴依据：双足有六条经脉循行而过，连接人体的五脏六腑，其间贯通 66 个重要穴位，同时，足底遍布人体各部的反射区，对双下肢进行中药熏洗，能够促进全身的血液循环，调节神经系统，疏通气血，调和阴阳，从而安神定志，改善睡眠。涌泉穴为肾经井穴，是肾经经气生发之处，主治发热、心烦、惊风，可滋阴补肾、下潜邪火、交通心肾从而改善睡眠。

（五）穴位贴敷

【功效】 交通阴阳，宁心安神。

【取穴】 见表1-8-5。

表1-8-5　穴位贴敷取穴

穴位	定位
涌泉穴	屈足卷趾时足心最凹陷中

选穴依据：涌泉穴是足少阴肾经的第一穴，涌泉穴具有引火下行、滋阴清热之功，是治疗失眠的常用穴。心脾两虚证、胃气不和证加足三里，足三里为足阳明胃经的合穴，可燥化脾湿、扶正培元；心肾不交证加心俞，心俞为心的背俞穴，是治疗心系疾病的要穴。

参考文献

[1] 高畅,胡晓丽.中医治疗不寐的研究进展[J].中外医学研究,2024,12(1):169-173.

[2] 谷珊珊,许云,王菲叶,等.癌因性疲乏中医证型及证素分布规律的横断面研究[J].山东中医杂志,2023,42(10):1067-1073,1099.

[3] 刘约瑟,张娟,赵培娜,等.基于"心主神志"理论探讨癌因性失眠治疗思路[J].中医药导报,2023,29(10):200-204.

[4] 史纪言,何成辉,陆小强,等.失眠患者耳穴贴压联合柴胡加龙骨牡蛎汤治疗对患者生活质量评分的影响[J].中医临床研究,2021,13(13):116-118.

[5] 祁晓素,张宸宇.开天门疗法治疗失眠疗效的Meta分析[J].实用中医内科杂志,2022,36(10):80-82,159,167.

[6] 谢冰婵,苏香华,徐若馨,等.全息经络头部铜砭刮痧对冠心病气虚血瘀证失眠患者的影响[J].中医药导报,2023,29(5):116-118+142.

[7] 傅燕虹,邓琼娟,江文柳.头部铜砭刮痧治疗门诊失眠患者的临床效果观察[J].世界睡眠医学杂志,2021,8(8):1359-1360.

[8] 侯小琦,赵海音,徐嘉琼,等.阴阳分治中药足浴对改善失眠症患者"昼不精-夜不寐"状态的应用价值分析[J].世界中西医结合杂志,2018,13(1):85-87,91.

[9] 刘圆妍,黄良文.中药足浴治疗失眠的用药规律分析[J].中西医结合心脑血管病杂志,2019,17(13):2057-2060.

[10] 徐静茹.穴位贴敷疗法治疗失眠症临床观察[J].中西医结合心血管病杂志,2018(9):143-146.

[11] 蒋迎莹,张微,梅群丽,等.安神助眠方联合耳穴贴压治疗痰热内扰型失眠的临床观察[J].中国民间疗法,2024,32(2):50-53.

第九节 癌因性疲乏

一、概述

癌因性疲乏是指一种持续性的不愉快的主观不适感,可体现在躯体、认知情感等方面,与患者近期运动强度不一致,受癌症或癌症治疗的影响,导致患者日常生活受到干扰。癌性疲乏不同于非癌性疲乏,它与患者劳累程度不成正比,具有持续性和非普遍性,经充分休息无法缓解,严重影响患者生活质量。其本质是一种主观感受,是恶性肿瘤最常见的症状之一。

二、病因病机

中医学认为,癌因性疲乏是机体阴平阳秘生理平衡被破坏后造成的阴阳失调现象,癌症病机是比较复杂的,可以将化疗引起的疲乏归"虚劳"范畴。癌因性疲乏的病因病机主要为放、化疗药物及其他多种因素作用于机体,引起脏腑气血阴阳的亏虚,日久不复而成。其中医发病机制主要是正气不足,气血阴阳亏损,脏腑虚损而为病,或夹痰、夹湿,或气血瘀滞。

三、常见证型

1. 气血双亏

【临床症状】头晕目眩,少气懒言,乏力自汗,面色淡白或萎黄,心悸失眠。舌淡而嫩,脉细弱。

2. 气滞血瘀

【临床症状】面色淡白或晦滞,身倦乏力,少气懒言,疼痛如刺(常见于胸胁部位),痛处不移,拒按。舌淡暗或有紫斑,脉沉涩。

3. 脾肾阳虚

【临床症状】乏力,纳差,面色㿠白,畏寒肢冷,腰酸或下腹冷痛,久泻久痢,或五更泄泻,或下利清谷,或小便不利,面浮肢肿,甚则腹胀如鼓,气喘心悸。舌淡胖,苔白滑,脉沉细。

4. 阴虚火旺

【临床症状】身倦,乏力,午后潮热,或夜间发热,发热不欲近衣,手足心发热,或骨蒸潮热,心烦,少寐,多梦,颧红,盗汗,口干咽燥,大便干结,尿少色黄。舌质干红或有裂纹,无苔或少苔,脉细数。

5. 痰湿凝聚

【临床症状】乏力、头重如裹、颈项酸痛、关节肿痛、四肢困倦、水肿、胸腹水、胸脘痞闷、口淡而黏、食欲不振、口虽渴却不思饮水。

四、辨证施术

(一) 艾条灸(悬灸)

【功效】补益气血、扶正祛邪。

【循经/取穴】见表1-9-1。

表1-9-1 艾条灸循经/取穴

穴位	定位
足三里	犊鼻下3寸,距胫骨前缘一横指(中指)
神阙	在脐区,脐中央
中都	内踝尖上7寸,胫骨内侧面的中央

选穴依据:足三里为足阳明胃经之和穴,也是三焦之气所生之处,具有补益元气、调和气血、补虚强壮的功效。神阙,又名脐中,是人体任脉上的阳穴,是人体生命最隐秘、最关键的要害穴窍,是人体的长寿大穴。中都是肝经和脾经交汇之处,可以治疗肝、脾两经之病,达到疏肝理气、调畅气血之效。

(二) 手指点穴

【功效】调畅气机、益气养血。

【循经/取穴】见表1-9-2。

表1-9-2 手指点穴循经/取穴

穴位	定位
大敦	大趾末节外侧,趾甲根角侧后方0.1寸

续表

穴位	定位
太冲	第1、2跖骨间,跖骨底结合部前方凹陷中,或触及动脉搏动
阴包	髌底上4寸,股内侧肌与缝匠肌之间
中封	内踝前,胫骨前肌肌腱的内侧缘凹陷中
环跳	股骨大转子最凸点与骶管裂孔连线的外1/3与内2/3交点处
风市	髌底上7寸,髂胫束后缘
阳陵泉	腓骨头前下方凹陷处
悬钟	外踝尖上3寸,腓骨前缘
足三里	犊鼻下3寸,距胫骨前缘一横指(中指)
内关	腕掌侧远端横纹上2寸,掌长肌腱与桡侧腕屈肌腱之间

选穴依据:癌因性疲乏常因气血失常引起,大敦、太冲、阴包、中封属于足厥阴肝经上的主要穴位;环跳、风市、阳陵泉、悬钟属于胆足少阳胆经上的主要穴位。足厥阴肝经的生理功能首要归于对气血运行具有协调作用,其对人体气机升降运行具有重要作用。胆经,亦称胆足少阳之脉,少者小也,少阳即初生之阳,胆经阳气旺盛可推动本经经气运行,促进其余十一脏腑、经络的功能。肝、胆二经互为表里,经气调达时共同推动周身气机运行。足三里是"足阳明胃经"的主要穴位之一,是一个强壮身心的大穴,传统中医认为,按摩足三里有调节机体免疫力、增强抗病能力、调理脾胃、补中益气、通经活络、疏风化湿、扶正祛邪的作用。内关为常用特定穴,亦是全身强壮要穴之一,其穴络属于厥阴心包经,能宁心安神、宣痹解郁、宽胸理气、宣肺平喘、缓急止痛、降逆止呕、调补阴阳气血、疏通经脉等。在平日的养生保健中,经常按压,可舒缓疼痛症状,解除疲劳。

(三) 穴位注射

【功效】疏通经络、调理气血。

【循经/取穴】见表1-9-3。

表1-9-3 穴位注射循经/取穴

穴位	定位
足三里	犊鼻下3寸,距胫骨前缘一横指(中指)

选穴依据:足三里是人体重要的强壮穴位,具有补脾益气、调理气血、通络除痹、温中升阳之功效,针刺足三里,能调理气血、防病抗病。黄芪具有补气升阳、利水消肿、益气健脾、升阳举陷的功效。足三里穴位注射黄芪注射液,可达到针刺、药效及穴位传导的三者叠加作用,增强补肾健脾之力,明显改善乏力症状,同

时可调节机体免疫功能、抑制炎症、改善血流动力,起到改善疲乏的作用。

(四) 穴位贴敷

【功效】疏通经络、扶正祛邪。

【循经/取穴】见表1-9-4。

表1-9-4 穴位贴敷循经/取穴

穴位	定位
足三里	小腿外侧犊鼻下3寸,距胫骨前缘1横指

选穴依据:足三里为足阳明胃经合穴,也是胃的下合穴,此穴可健脾益气、化痰祛浊、调节气血,可以整体平衡阴阳,调理脏腑,主治虚劳诸证,为强壮保健要穴。穴位贴敷是将具有特定疗效的中药加工粉末调成糊状后贴敷于特定的穴位上,药物透过皮肤角质层及毛囊、汗腺等,通过经络由外向内、由表及里直达病所,鼓舞正气,抗邪外出。将补益气血的中药加工贴敷于足三里上,对穴位进行刺激来调整人体的经络发挥相应功效,药效积累可以展现双重作用,联合缓解患者疲乏症状。

(五) 耳穴贴压

【功效】疏通经络、调理气血。

【循经/取穴】见表1-9-5。

表1-9-5 耳穴贴压循经/取穴

耳穴	定位
肝	在耳甲艇的后下部,即耳甲12区
脾	在BD线下方,耳甲腔的后上部,即耳甲13区
神门	在三角窝后1/3的上部,即三角窝4区
皮质下	对耳屏内侧面,即对耳屏4区
交感	位于耳轮下脚的末端与耳轮交界处

选穴依据:耳穴肝可疏肝、调畅气机;脾可调中焦、和脾胃、理气降逆,起到健脾和胃的作用;交感具有调节交感和副交感神经系统的功能;神门具有镇静安神、解除疲乏之功效,皮质下和交感可调节大脑皮质的功能,可以调节神经功能,镇静安神。以上诸穴合用可起到运行气血、调整脏腑功能,从而使气血平衡,经气通畅,扶正祛邪,达到改善人体免疫功能、抗疲劳的效果。有氧运动可加快体

液循环,促进组织的新陈代谢,从而减轻患者的疲乏感。

(六)耳部刮痧

【功效】疏通经络、行气活血。

【循经/取穴】见表1-9-6。

表1-9-6 耳部刮痧循经/取穴

耳穴	定位
肝	在耳甲艇的后下部,即耳甲12区
脾	在BD线下方,耳甲腔的后上部,即耳甲13区
神门	在三角窝后1/3的上部,即三角窝4区
皮质下	对耳屏内侧面,即对耳屏4区
交感	位于耳轮下脚的末端与耳轮交界处

选穴依据:刮痧是以中医脏腑经络理论为指导的一种外治法,具有通络、活血、理气等作用,可通过刺激体表皮肤以达到疏通经络调节脏腑功能的目的。中医学理论认为,万病由痧起,耳部刮痧可让耳部组织高度充血,对耳部血管扩张产生促进作用,以此改善耳部经络、淋巴及血液循环,达到活血行气、疏通经络的目的。其次,耳部刮痧可对耳穴产生刺激,通过经络传导至脏腑,以达到调节脏腑功能的目的,从而缓解疲乏。刮压交感穴可改善神经功能紊乱,刮压三焦穴可起到助眠、理气作用,刮压内耳穴可调和气血,刮压神门穴可改善耳部血液、淋巴循环。耳部刮痧能显著增强被刮拭区域血液循环,由此提升血流灌注,有利于机体抗氧化能力提升,缓解疲乏症状。

参考文献

[1] 蒋文涛,吴会英,黄蜀.癌因性疲乏的影响因素及其护理干预、中医治疗研究进展[J].现代医学与健康研究电子杂志,2021,5(2):111-113.

[2] 王菲.艾灸治疗癌因性疲乏的网状Meta分析与选穴规律研究[D].北京:北京中医药大学,2023.

[3] 周扬,李雪妮,陈雪梅,等.穴位贴敷联合脐灸改善肺癌化疗患者癌因性疲乏的治疗效果[J].基层中医药,2024,3(5):47-53.

[4] 王春梅.艾灸联合耳穴贴压对肺癌化疗患者生活质量以及癌因性疲乏的影响分析[J].中国现代药物应用,2024,18(3):121-124.

第十节 化疗后末梢神经炎

一、概述

化疗后末梢神经炎又称为化疗后周围神经毒性,是指使用抗肿瘤药物所致的外周神经功能紊乱而表现出来的一些症状与体征。轻者表现为接触冷刺激后有触电感,重者表现为没有冷刺激的情况下仍会有不同程度的麻木感,持续数天甚至数月,且常以下肢较重,影响患者的生活质量。

二、病因病机

化疗后末梢神经炎的病因病机为化疗后峻伤气血,气虚失运,血虚不荣,瘀血阻滞而不荣四末,其中医发病机制主要是人虚为寒邪所伤,又搏于阳,阳气久不泄。乃是由于营卫气血俱不足,邪伤血分。

三、常见证型

1. 风寒湿痹

(1) 痛痹

【临床症状】肢体关节疼痛,痛有定处,得热痛减,遇寒痛增,关节屈伸不利,局部皮肤或有寒冷感。舌质淡,苔薄白,脉弦紧。

(2) 着痹

【临床症状】关节及肌肉酸楚、重着、疼痛、肿胀,活动不利,肌肤麻木不仁。舌质淡红,苔白腻,脉濡缓。

2. 痰瘀痹阻

【临床症状】关节肿大、僵硬、变形、刺痛,关节肌肤紫暗、肿胀,肢体酸麻或重着,或有硬结、瘀斑。舌质紫暗或有瘀斑,苔白腻,脉弦涩。

3. 肝肾亏虚

【临床症状】日久不愈,关节肌肉疼痛,肿胀畸形、屈伸不利,肌肉消瘦,腰膝酸软,或肢冷畏寒。阳痿,遗精,或骨蒸潮热,自汗盗汗,心烦口干。舌质淡红,苔薄白或少津,脉沉。

四、辨证施术

(一) 中药熏洗

【功效】舒筋活络、活血止痛。

【循经/取穴】双手、双足。

治疗依据:中医认为化疗药物多属热毒炙盛,伤及气阴,阴虚筋脉失濡,气虚推动无力,血液运行不畅。《素问·逆调论》:"荣气虚则不仁,卫气虚则不用,营卫俱虚则不仁且不用。"《景岳全书》:"凡血亏之处,则必随所至,而各见其偏废之病。"采用温经散寒通络之效的中药,通过熏洗,使皮肤温度升高,毛细血管扩张,增强肢体末梢循环,促进药物随全身血液循环,气血运达四肢,濡养肌肉筋骨,痹证自除。

(二) 铜砭刮痧

【功效】活血化瘀、疏经通络。

【循经/取穴】见表1-10-1。

表1-10-1　铜砭刮痧循经/取穴

穴位	定位
风池	位于足少阳胆经,枕骨之下,胸锁乳突肌上端与斜方肌上端之间的凹陷中
大椎	位于督脉,第7颈椎棘突下凹陷中,后正中线上
肩井	位于足少阳胆经,第7颈椎棘突与肩峰最外侧点连线的中点
肩上	为经外奇穴,背部第1胸椎棘突各旁开1.5寸
曲池	位于手阳明大肠经,在肘横纹外侧端,尺泽与肱骨外上髁连线的中点处
外关	位于手少阳三焦经,腕背侧远端横纹上2寸,尺骨与桡骨间隙中点

沿穴位及手部经络刮拭:

(1) 后颈部、风池至大椎;

(2) 患侧肩井至肩上;

(3) 三角肌压痛点至曲池;

(4) 曲池至外关。

选穴依据：依靠穴位及手部经络刮拭，通过经络系统对全身脏腑器官入里出表、通上达下的纵横关系及"行气血而营阴阳"的生理功能，刺激穴位或经络通道，进而疏通全身经络，调节阴阳气血的平衡，改善微循环，达到扶正祛邪的效果。《灵枢·经脉》中记载"凡十二经络脉者，皮之部也"。刮痧是以中医脏腑经络理论为指导的一种外治法，具有通络、活血、理气等作用，可通过刺激体表皮肤以达到疏通脏腑经络的目的。铜砭刮痧是由黄铜制成虎符替代砭石实施的刮痧疗法，相较于砭石，黄铜导热性更强，可杀菌消毒，用于刮痧可增强疗效。使用铜砭刮痧能有效调节阴阳、活血祛瘀、舒筋通络，缓解患者手足麻木等症状。

（三）穴位按摩

【功效】舒筋活络，调节气血。

【循经/取穴】见表1-10-2。

表1-10-2 穴位按摩循经/取穴

穴位	定位
外关	位于手少阳三焦经，腕背侧远端横纹上2寸，尺骨与桡骨间隙中点
五虎	位于大拇指内侧面的赤白肉际线上，将大拇指第一指节均分为六等分，共计七个点，中间的五个点即为五虎穴，从指尖向手掌方向数，依次为五虎一、五虎二、五虎三、五虎四、五虎五

治疗依据：外关为人体手少阳三焦经上的重要穴道，与正面内关相对，主治病症为手脚麻痹及手臂、肘部酸痛等。五虎穴是董氏奇穴中用于治疗手足疼痛的一组特效穴，其原理与生物全息、对应人体各部在大脑皮层上的投射代表区有关。拇指在人体大脑运动区投射面积较大，通过实施穴位刺激，能使患者大脑产生神经介质、多巴胺、去甲肾上腺素，从而达到促进炎症吸收、镇痛、改善血循环的目的。

（四）隔物灸

【功效】温补元阳，温经散寒。

【循经/取穴】见表1-10-3。

表1-10-3 隔物灸循经/取穴

穴位	定位
手三里	位于手阳明大肠经，肘横纹下2寸，阳溪与曲池连线上

续表

穴位	定位
曲池	位于手阳明大肠经,在肘横纹外侧端,尺泽与肱骨外上髁连线的中点处
合谷	位于手阳明大肠经,第2掌骨桡侧的中点处
血海	位于足太阴脾经,髌底内侧端上2寸,股内侧肌隆起处
足三里	位于足阳明胃经,犊鼻下3寸,距胫骨前缘一横指(中指)
三阴交	位于足太阴脾经,内踝尖上3寸,胫骨内侧缘后际

选穴依据：中医认为化疗后所致周围神经毒性属"痿证"范畴,中医古有"治痿独取阳明"之说。阳明经为多气多血之经,常取三阳经上的穴位,特别是阳明经穴位,故选手三里、曲池、合谷、足三里。化疗后所致周围神经毒性患者气血不足,络脉瘀阻,而三阴交为三阴经之交汇,故选取三阴交配以血海活血化瘀、补益气血。

参考文献

[1] 王双双.黄芪桂枝五物汤加减治疗肿瘤化疗相关末梢神经炎的效果观察[J].中国实用医药,2024,19(4):153-156.

[2] 张士强,李芸,付淑娟,等.督灸对化疗患者周围神经毒性反应和细胞免疫水平的影响[J].上海针灸杂志,2023,42(9):900-904.

[3] 李逸蓝,胡陵静,侯妍利,等.中医综合外治法治疗铂类化疗药物周围神经毒性临证探讨[J].中医药临床杂志,2021,33(4):667-670.

[4] 侯妍利,李逸蓝,张国铎,等.通络散浴疗联合隔物灸治疗铂类药物所致周围神经病变临床研究[J].实用中医药杂志,2021,37(6):1064-1066.

[5] 吴丽玲,崔爽,林慧.压迫疗法对结直肠腺癌化疗患者奥沙利铂致周围神经病变和心理痛苦的影响[J].中国现代医药杂志,2021,23(8):92-95.

[6] 王伶俐.穴位按摩结合健康教育改善晚期肺癌患者化疗致末梢神经炎的效果[J].临床医学研究与实践,2021,6(5):193-195.

[7] 郁凤,黄瑛,李玉梅.肺癌病人应用含铂方案化疗导致末梢神经炎的护理进展[J].护理研究,2019,33(13):2272-2275.

[8] 陈淼,张庆乾,余志红,等.化疗所致周围神经病变外治法概述[J].中华中医药杂志,2019,34(10):4750-4753.

[9] 刘青,贡涛,汤秀红.温经通络法防治奥沙利铂致外周神经毒性的临床研究[J].中医药信息,2019,36(1):37-40.

[10] 林静,赵岚,郭秋红.经络拍打对改善奥沙利铂化疗致末梢神经炎的效果观察[J].全科护理,2018,16(26):3239-3240.

第十一节

化疗相关性便秘

一、概述

便秘,是指大肠传导失常,粪便在肠内滞留过久,大便秘结不通,排便周期延长,或周期不长,但粪质干硬,排出困难,或粪质不硬,但时欲大便,而艰涩不畅的病证。化疗相关性便秘是指肿瘤病人在接受化疗药物和/或辅助性化疗药物(如止吐、保肝、升高白细胞类药物等)后出现的以腹胀、排便时间延长、质地改变及形状改变等为特点的阶段性便秘,多为急性便秘。

二、病因病机

中医学便秘的病因有饮食不节、感受外邪、情志失调、年老体虚等,且常相兼为病。化疗相关性便秘主要有机体虚弱,久病愈虚,化疗药物进一步伤及正气,脾气虚弱,加之情志不畅。导致气滞血瘀,肠失濡养,运化失常,大肠传导无力,腑气不通,无力排出肠中糟粕,故而形成便秘。

三、常见证型

1. 实秘

(1) 热秘

【临床症状】大便干结,腹部胀满,按之作痛,口干或口臭,面赤身热,小便短赤,肛门灼热。舌红干,苔黄燥,脉滑数。

(2) 气秘

【临床症状】大便干结,或不甚干结,欲解不得,或排便不畅,肠鸣矢气,腹中胀满,胸胁痞满,嗳气频作,纳食减少。苔薄白或薄黄、薄腻,脉弦。

(3) 冷秘

【临床症状】大便艰涩,排出困难,腹痛拘急,胀满拒按,四肢不温,呃逆呕吐。舌苔白腻,脉弦紧。

2. 虚秘

(1) 气虚秘

【临床症状】大便并不干硬,虽有便意,但排便困难,临厕努挣乏力,挣则汗出气短,便后乏力,平素面白神疲。舌淡胖或边有齿印,苔薄白,脉细弱。

(2) 血虚秘

【临床症状】大便干结,努挣难下,面色无华,头晕目眩,心悸气短,失眠健忘,口唇色淡。舌淡苔白,脉细或细涩。

(3) 阴虚秘

【临床症状】大便干结,状如羊屎,形体消瘦,头晕耳鸣,两颧红赤,心烦少眠,潮热盗汗,腰膝酸软。舌红,苔少,脉细数。

(4) 阳虚秘

【临床症状】大便干或不干,排出艰涩,面色苍白,畏寒肢冷,小便清长,甚则腹中冷痛或腰脊酸冷。舌淡苔白润,脉沉迟无力。

四、辨证施术

(一) 穴位贴敷

【功效】软坚泄下,清热除湿。

【循经/取穴】见表 1-11-1。

表 1-11-1 穴位贴敷取穴

取穴	定位
神阙	在脐区,脐中央
气海	脐中下 1.5 寸,前正中线上
天枢	横平脐中,前正中线旁开 2 寸
足三里	犊鼻下 3 寸,距胫骨前缘一横指(中指)
支沟	腕背侧远端横纹上 3 寸,尺骨与桡骨间隙中点
上巨虚	犊鼻下 6 寸,距胫骨前缘一横指(中指)

选穴依据:神阙是经络之总枢、经气之汇海,任督二脉皆经过此,起承上启下、收降浊气的作用;气海为任脉要穴,为阴脉之海,有调节全身气血、补气行气

之功；天枢为足阳明胃经腹部要穴，是大肠的募穴，为大肠经气所聚集之处，具有理气行滞、疏调大肠腑气的功效。气秘证加用足三里、支沟、上巨虚。足三里具有燥化脾湿、生发胃气的作用，主治胃痛、呕吐、腹胀、腹痛、便秘等；支沟宣通三焦气机，三焦之气通畅，则肠腑通畅；该穴有清热理气、降逆通便的作用；上巨虚为大肠下合穴，具有调和肠胃、通经活络，缓解治疗腹痛、胀满、便秘等作用。

（二）艾灸

【功效】益气活血，祛瘀通络。
【循经/取穴】见表 1-11-2。

表 1-11-2　艾灸取穴

取穴	定位
神阙	在脐区，脐中央
关元	脐中下 3 寸，前正中线上
气海	脐中下 1.5 寸，前正中线上

选穴依据：神阙在人体发育中为腹部最后闭合处，其表面角质层最薄，药物易通过神阙达诸经络，从而直接影响五脏六腑，对神阙进行刺激之后可达到疏通经络、润肠通便的目的。关元是小肠的募穴，小肠之气结聚此穴并经此穴输转至皮部，为先天之气海；使人体气血充盛、疏通经络、润肠通便。气虚秘证加用气海。气海为任脉要穴，为阴脉之海，有调节全身气血、补气行气之功。

（三）中药热奄包

【功效】温中健脾，理气行滞。
【循经/取穴】见表 1-11-3。

表 1-11-3　中药热奄包取穴

取穴	定位
神阙	在脐区，脐中央
天枢	横平脐中，前正中线旁开 2 寸
气海	脐中下 1.5 寸，前正中线上
中脘	脐中上 4 寸，前正中线上
关元	脐中下 3 寸，前正中线上

选穴依据：对神阙进行刺激之后可达到疏通经络、润肠通便的目的。天枢为

足阳明胃经腹部要穴,是大肠的募穴,为大肠经气所聚集之处,具有理气行滞、疏调大肠腑气的功效。气海主治腹痛、泄泻、便秘等肠腑病症。阳虚秘证加用中脘、关元;胃募中脘,中脘长于治脾胃本经的疾病。关元是小肠的募穴,小肠之气结聚此穴并经此穴输转至皮部,为先天之气海,使人体气血充盛、疏通经络、润肠通便。

(四) 耳穴贴压

【功效】平衡阴阳,健脾护胃。

【循经/取穴】见表1-11-4。

表1-11-4 耳穴贴压取穴

耳穴	定位
大肠	在耳轮脚上方前部
直肠	接近屏上切迹处,与大肠穴同水平
皮质下	对耳屏内侧面
肺	在心、气管区周围处
交感	在对耳轮下脚末端与耳轮内缘相交处
脾	在耳甲腔的后上部
肾	在对耳轮下脚下方后部

选穴依据:耳穴大肠主治痢疾、肠炎、腹泻、便秘等疾病,可清热洁腑、通便止泻。直肠具有活血消肿、清热利湿、通腑涩肠的作用。取大肠、直肠可增强肠的蠕动,通调肠腑,下气通便。皮质下可辅助治疗大脑皮层兴奋和抑制功能失调所导致的多种疾病,同时还可以辅助治疗消化系统疾病如恶心呕吐、腹胀腹泻、便秘等症状。实秘证加用交感、肺。交感以畅通大肠气机,使腑气通而传导自复;肺与大肠相表里,肺可增大肠行气导滞、排泄糟粕之功。诸穴合用共奏疏通气机、养阴通便之效。虚秘证加用脾、肾。脾以健脾和胃,调畅气机;肾以温阳散寒,以除阴结。诸穴合用可益气养血,温阳散寒,疏通腑气。

(五) 穴位按摩

【功效】舒筋活络,调节气血。

【循经/取穴】见表1-11-5。

表 1-11-5　穴位按摩取穴

取穴	定位
中脘	脐中上 4 寸,前正中线上
天枢	横平脐中,前正中线旁开 2 寸
关元	脐中下 3 寸,前正中线上
上巨虚	犊鼻下 6 寸,距胫骨前缘一横指(中指)
足三里	犊鼻下 3 寸,距胫骨前缘一横指(中指)
脾俞	第 11 胸椎棘突下,后正中线旁开 1.5 寸
大肠俞	第 4 腰椎棘突下,后正中线旁开 1.5 寸
支沟	腕背侧远端横纹上 3 寸,尺骨与桡骨间隙中点

选穴依据:中脘为胃之募穴,属于太阳、少阴、足阳明、任脉之会,能益气健脾、疏通大肠腑气、促进肠蠕动;天枢归属足阳明胃经,与大肠位置相近,刺激天枢可通大肠腑气,使大肠传导复常;关元为小肠之募穴,可促进气血运行,温补下焦,温通经络,助全身百脉畅通,大肠传导无碍。上巨虚为大肠下合穴,具有调和肠胃,通经活络,缓解治疗腹痛、胀满、便秘等作用。足三里是胃经的要穴,能补益气血、增强正气,按摩足三里能加快患者胃肠道的血液循环,改善肠胃的蠕动功能。热秘证加用脾俞、大肠俞。脾俞具有健脾和胃、消肿利湿、补益中气的作用。大肠俞是人体的重要穴位,主治腹痛、便秘等。气虚秘证加用支沟、商阳。支沟宣通三焦气机,三焦之气通畅,则肠腑通畅,该穴有清热理气、降逆通便的作用。

(六)中药保留灌肠

【功效】清热通腑,化滞消结。

【取穴/部位】大肠。

选穴依据:中医认为癌症晚期患者脏腑功能失调,气机瘀滞,热结津亏而出现便秘症状,故重在清热通腑,化滞消结。取大黄通里攻下,推陈出新,去瘀散结;芒硝具有泻热软坚、泻下通便作用,与大黄相伍,泻热除积;厚朴、枳实行气除满,协助硝、黄荡涤积滞。诸药制成煎剂保留灌肠,共奏泻下通下、化瘀消积功效。

参考文献

[1] 高瞻.化疗相关性便秘的中医护理技术研究进展[J].护理研究,2024,38(2):323-326.
[2] 范欣.恶性肿瘤化疗相关性便秘的中医辨治策略[J].中国实用医药,2021,16(28):166-

169.
[3] 王超然,周琴,杨莹,等.恶性肿瘤化疗相关性便秘的中医辨治策略分析[J].中医药导报,2019,25(8):37-40.
[4] 范志芬.穴位贴敷联合中药热奄包在治疗老年便秘患者中的应用分析[J].中外医学研究,2021,19(15):18-20.
[5] 李燕瑞.中药热奄包配合穴位热敷护理干预老年慢性功能性便秘患者的效果评价[J].慢性病学杂志,2022,23(4):638-640.
[6] 杨椿浩,黄学宽,杨英姿.恶性肿瘤化疗相关性便秘中医药外治法临床研究进展[J].内蒙古中医药,2024,43(2):152-155.
[7] 齐晶,马娟,侯莉,等.艾灸联合穴位贴敷防治乳腺癌化疗期胃肠道反应临床观察[J].中西医结合心血管病电子杂志,2019,7(32):170;179.
[8] 黄道琼,陈瑜,李海燕,等.耳穴贴压在肝癌肝动脉化疗栓塞术后便秘患者中的应用[J].中国现代医生,2020,58(35):179-182.
[9] 德艳艳,田丽梅.恶性肿瘤化疗便秘患者应用穴位按摩治疗的效果观察[J].心理月刊,2020,15(2):169.
[10] 李佳,徐婷,刘佳.穴位按摩联合中医饮食调护在妇科肿瘤化疗后便秘中的应用效果[J].中国医学创新,2023,20(9):77-82.
[11] 董虹丽,周彬,等.腹部推拿联合气海关元穴艾灸治疗缺血性脑卒中后气虚便秘的治疗[J].浙江临床医学,2023,2(25):231-233.
[12] 孙慧琦,艾爽,等.穴位贴敷治疗术后气血亏虚型便秘的取穴与用药规律[J].中国医药导报,2024,2(21):19-23.

第十二节

化疗相关性腹泻

一、概述

化疗相关性腹泻是肿瘤患者最常见的化疗副反应之一,其主要临床表现为化疗期间出现无痛性腹泻或伴轻度腹痛,喷射性水样便,一天数次或数十次,持续5~7天,严重者长达2~3个月。

二、病因病机

化疗相关性腹泻属中医学"泄泻""下利"等病证范畴。中医学认为化疗药物耗伤人体正气,脾失健运,胃失和降,水谷不化,内生湿热,导致大肠传导功能失常而发病。致病因素主要是湿,湿为阴邪,易困脾阳,也可夹寒、夹热、夹滞。病位在肠,主病之脏属脾,与肝、肾密切相关。

三、常见证型

1. 脾胃虚弱

【临床症状】大便时溏时泻,迁延反复,完谷不化,饮食减少,食后脘闷不舒,稍进油腻食物则大便次数明显增加,面色萎黄,神疲倦怠。舌淡,苔白,脉细弱。

2. 湿热中阻

【临床症状】腹痛泄泻交作,泻下急迫,或泻下不爽,大便色黄褐而臭,肛门灼热,烦热口渴,小便短赤。舌红,苔黄腻,脉濡数或滑数。

3. 肾阳虚衰

【临床症状】黎明五更之前腹痛肠鸣即泻,泻下完谷,泻后则安,形寒肢冷,腰膝酸软。舌淡,苔白,脉沉细。

4. 肝气乘脾

【临床症状】腹痛而泻,伴有腹中雷鸣,攻窜作痛,矢气频作,每因抑郁恼怒或情志紧张诱发,平素多胸胁胀闷,嗳气食少,或并脏躁之证。舌淡红,苔薄白,脉弦。

5. 食滞肠胃

【临床症状】腹痛,肠鸣,泻下粪便臭如败卵,并夹有完谷,泻后痛减,伴有脘腹胀满,嗳腐酸臭,不思饮食。舌淡红,苔垢黄或厚腻,脉滑。

6. 寒湿内盛

【临床症状】泄泻清稀,甚如水样,腹痛肠鸣,脘闷食少。舌淡,苔白腻,脉濡缓。若外感风寒,则泄泻暴起,恶寒发热,头痛,肢体酸痛。舌淡,苔薄白,脉浮。

四、辨证施术

(一) 隔物灸

【功效】温中止泻,健脾益气。

【循经/取穴】见表1-12-1。

表1-12-1 隔物灸循经/取穴

穴位	定位
神阙穴	在脐区,脐中央

选穴依据:神阙穴位于脐中,为生命之根蒂,既与十二经脉相连,也和五脏六腑相通,是调治疾病的主要气穴,具有温通元阳、运肠胃气机、化寒湿积滞之功。脾胃虚弱证加用足三里穴。足三里穴为足阳明胃经的合穴,具有和胃健脾、补中益气的功效。

(二) 中药热奄包

【功效】温经通络,助阳止泻。

【循经/取穴】见表1-12-2。

表1-12-2 中药热奄包循经/取穴

穴位	定位
上脘穴	脐中上5寸,前正中线上
中脘穴	脐中上4寸,前正中线上
下脘穴	脐中上2寸,前正中线上

治疗依据：上脘、中脘、下脘穴皆属于任脉，位于腹部前正中线，根据"经脉所过，主治所及"的治疗规律，三者均能治疗胃痛、腹痛、呃逆、腹泻等胃肠道疾病，梳理调和中焦气血。在患者胃部、腹部进行推熨，可散寒止痛、温中止呕、助阳止泻。

（三）穴位贴敷

【功效】和胃行气，健脾涩肠。

【循经/取穴】见表1-12-3。

表1-12-3 穴位贴敷循经/取穴

穴位	定位
中脘穴	脐中上4寸，前正中线上
关元穴	脐中下3寸，前正中线上
神阙穴	在脐区，脐中央

选穴依据：神阙穴位于脐中，为生命之根蒂，既与十二经脉相连，也和五脏六腑相通，是调治疾病的主要气穴，具有温通元阳、运肠胃气机、化寒湿积滞之功。神阙穴与消化器官位置邻近，敷药能激发各经经气，使气血流通循行于五脏六腑而发挥治疗作用。关元穴为小肠的募穴，有培补元阴元阳、升阳举陷的作用；中脘穴长于治脾胃本经的疾病。脾胃虚弱证加用足三里穴，足三里穴为足阳明胃经的合穴，具有和胃健脾、补中益气的功效。肝气乘脾证加用肝俞穴，肝俞穴具有疏肝理气、清热泻火的功效。

（四）耳穴贴压

【功效】平衡阴阳，健脾护胃。

【循经/取穴】见表1-12-4。

表1-12-4 耳穴贴压循经/取穴

耳穴	定位
直肠	位于耳轮脚棘前上方，近屏上切迹的耳轮处，即耳轮2区
胃	位于耳轮脚消失处，贲门穴之外方，即耳甲4区
脾	位于BD线下方，耳甲腔的后上方，肝穴的下方，耳轮脚消失的部分上后方的下缘处，即耳甲13区
交感	位于对耳轮下脚末端与耳轮内缘相交处，即对耳轮6区前端

选穴依据：耳穴直肠具有活血消肿、清热利湿、通腑涩肠、升阳止痢的作用；

脾和胃可调中焦、和脾胃、理气降逆,起到健脾和胃的作用;交感可滋阴清热、益心安神、调整胃肠、行气降逆、调经止痛、利水解毒。以上穴位联合使用,可起到调理脾胃、行气止泻的作用。肾阳虚衰加肾穴,肾穴具有益气固摄、温补肾阳的作用。

（五）中药保留灌肠

【功效】清热化湿,护膜生肌,消肿止痛。

【取穴/部位】大肠。

选穴依据:本法适用于湿热中阻证,因湿热下注大肠,灌肠给药,直达病所,在局部形成药膜,起到改善局部微循环、减少渗出、促进溃疡修复的作用。

参考文献

[1] 王玉琳,林沛哲,陈津琦,等.浅析化疗相关性腹泻中医病机与诊疗[J].环球中医药,2024,17(4):682-685.

[2] 刘克舜,赵传琳,任秦有,等.中医药在肿瘤免疫治疗及相关不良反应中应用的研究进展[J].现代肿瘤医学,2021,29(16):2902-2907.

[3] 王凤娟,赖春秀,侯丽娜,等.中医外治法防治化疗相关性腹泻的系统评价[J].中国医药指南,2024,22(1):1-6.

[4] 谢燕芬,陈银崧,吴静文.隔姜灸对化疗相关性腹泻患者肠道菌群影响的研究[J].现代中西医结合杂志,2022,31(15):2163-2166.

[5] 邓世翩.温和灸对卡培他滨片所致化疗相关性腹泻的疗效观察[J].中西医结合研究,2019,11(6):330-331.

[6] 吴晓霞,陈楚玲,刘桂兰.吴茱萸热奄包联合腕踝针治疗脾肾阳虚型腹泻的临床效果[J].中外医学研究,2023,21(25):39-42.

[7] 苏冬梅,李树斌,王永清.热奄包热熨神阙穴治疗阳虚型腹泻型肠易激综合征的效果及对肠道菌群的影响[J].北京中医药,2022,41(10):1145-1148.

[8] 徐瑾,李玲,刘军,等.耳穴贴压疗法联合逍遥散对腹泻型肠易激综合征患者肠道菌群的影响研究[J].中国预防医学杂志,2020,21(6):675-679.

[9] 李利菊,朱丽,徐有祖.穴位贴敷对肺癌化疗相关性腹泻患者肠黏膜屏障的作用[J].中国现代医生,2020,58(35):144-147.

[10] 纪凌云,姜璐,曹志群,等.基于络病理论应用中药灌肠法辨治溃疡性结肠炎[J].山东中医杂志,2023,42(12):1245-1249.

第二章 中医护理技术规范

第一节

悬灸技术

悬灸技术是采用点燃的艾条悬于选定的穴位或病痛部位之上,通过艾条的温热和药力刺激穴位或病痛部位,达到温经散寒、扶阳固脱、消瘀散结、防治疾病、改善症状的一种操作方法,属于艾灸技术范畴。

一、注意事项

1. 施灸的顺序一般是先上后下,先头身后四肢,壮数先少后多,凡体质强壮者,肌肉丰满处,灸量可大;久病、体弱、年老和小儿患者,皮薄或多筋骨处,灸量宜小。

2. 施灸时,患者的体位必须平整、舒适,不能摆动,防止燃烧的艾条或燃尽的热灰滚落燃损皮肤和衣物。施灸过程中要密切观察患者的病情及对施灸的反应。询问患者有无灼痛感,及时调整距离,防止灼伤。

3. 施灸时取穴要准,灸穴不宜过多,火力要均匀。注意观察施灸部位皮肤情况,谨慎控制施灸强度,防止烫伤。

4. 对于小儿和皮肤感觉迟钝的患者,操作时可用手指轻触施灸部皮肤,以测知局部受热程度,防止局部烫伤。

5. 空腹或餐后1小时不宜施灸。

6. 及时熄灭艾火,以防复燃,注意安全。

二、常见意外情况预防及处理

1. 烫伤

【临床表现】

局部皮肤出现大、小水泡。

【预防措施】

(1) 对于局部知觉减退的病人或小儿等操作者可将食指、中指置于施灸部位的两侧通过手指的感觉来测知病人局部的受热程度。

(2) 施灸过程中随时询问患者有无灼痛感，调整距离，防止烧伤，及时弹去艾灰，如局部皮肤产生烧灼、热烫的感觉,应立即停止治疗。

【处理措施】

(1) 局部出现小水泡，无需处理，可自行吸收。

(2) 水泡较大时，消毒局部皮肤后，用无菌注射器吸出液体，覆盖无菌敷料，保持干燥，防止感染。

2. 过敏反应

【临床表现】

灸处瘙痒、潮红，出现水肿、水泡等。

【预防措施】

询问有无过敏史，呼吸道敏感者慎用。

【处理措施】

(1) 终止艾灸治疗过敏症状即会消失。

(2) 过敏症状未消失者，应密切观察局部皮肤情况，遵医嘱予抗过敏治疗。

3. 晕灸

【临床表现】

在艾灸过程中突然出现头晕眼花、恶心、心慌出汗、面色苍白、脉细肢冷、血压降低，甚至晕厥等症状。

【预防措施】

对初次艾灸者或体弱者，熏灸时间宜短，不可刺激量过大。

【处理措施】

(1) 发现晕灸立即停止艾灸，将患者扶到空气流通处。

(2) 去枕平卧或取头低足高位，轻者给温水或糖水，静卧片刻即可恢复；重者在上述处理的基础上指掐或针刺人中、合谷、内关、足三里等穴位。

(3) 若仍无缓解，应配合其他治疗及时抢救。

三、悬灸技术评分标准(表2-1-1)

表2-1-1 悬灸技术评分标准

项目	分值	技术操作要求	A	B	C	D	评分说明
仪表	2	仪表端庄,戴表	2	1	0	0	一项未完成扣1分
核对	2	核对: 姓名、性别、年龄、住院号 医嘱、诊断、施灸部位、时间	2	1	0	0	未核对扣2分;内容不全面扣1分
评估	7	1. 临床症状、既往史、艾绒过敏或哮喘病史	4	3	2	1	一项未完成扣1分
		2. 是否妊娠、出血性疾病、舌苔、脉象、证型					
		3. 施灸部位皮肤情况,对热、气味的耐受程度	3	2	1	0	一项未完成扣1分
告知	3	解释作用、操作方法、局部感受,取得患者配合	3	2	1	0	一项未完成扣1分
用物准备	5	洗手、戴口罩	2	1	0	0	未洗手扣1分;未戴口罩扣1分
		用物:治疗盘、艾条、打火机、弯盘、小口瓶、纱布、治疗碗,必要时备浴巾、一次性垫布、计时器	3	2	1	0	少备一项扣1分;未检查一项扣1分,最高扣3分
环境与患者准备	7	病室整洁、光线明亮,避免对流风	2	1	0	0	未进行环境准备扣2分;准备不全扣1分
		协助患者取舒适体位	2	1	0	0	未进行体位摆放扣2分;体位不舒适扣1分
		暴露施灸部位皮肤,注意保暖,保护隐私	3	2	1	0	未充分暴露施灸部位扣1分;未保暖扣1分;未保护隐私扣1分
操作过程	52	核对医嘱	2	1	0	0	未核对扣2分;内容不全面扣1分
		确定施灸部位	4	2	0	0	未确定施灸部位扣4分;取穴不准确扣2分
		点燃艾条,将点燃的一端对准施灸穴位,艾条与皮肤距离符合要求	4	2	0	0	艾条与皮肤距离不符合要求扣2分/穴位,最高扣4分
		选择三种手法,方法正确 1. 温和灸:与皮肤保持3 cm左右的距离,使患者局部温热而无灼痛; 2. 回旋灸:与皮肤保持3 cm左右的距离,平行往复回旋施灸; 3. 雀啄灸:与皮肤保持2~3 cm的距离,似鸟雀啄米状,一上一下地施灸,多随呼吸的节奏进行雀啄,每穴灸10~15 min,至皮肤红晕为度,施灸顺序自上而下,先头身,后四肢	12	8	4	0	少一种手法扣4分;距离不符合要求扣4分

续表

项目	分值	技术操作要求	A	B	C	D	评分说明
操作过程	52	随时弹去艾灰,防止艾灰脱落烫伤皮肤或损坏衣物,灸至局部皮肤出现红晕	8	4	0	0	未弹艾灰扣4分;施灸时间不合理扣4分
		观察施灸部位皮肤,询问患者感受,以病人温热感受调整施灸距离	6	3	2	1	未观察皮肤扣2分;未询问患者感受扣1分;未及时调整施灸距离扣1分
		灸后艾条放入小口瓶中彻底熄灭,清洁局部皮肤	4	2	0	0	艾条熄灭方法不正确扣2分;未清洁皮肤扣2分
		协助患者取舒适体位,整理床单位,酌情开窗通风,注意保暖,避免对流风	6	4	2	0	未安置体位扣2分;未整理床单位扣2分;未酌情开窗扣2分
		观察患者局部皮肤,询问患者感受	4	2	0	0	施灸后未观察皮肤扣2分,未询问患者感受扣2分
		洗手,再次核对	2	1	0	0	未洗手扣1分;未核对扣1分
操作后处置	6	用物按《医疗机构消毒技术规范》处理	2	1	0	0	处置方法不正确扣1分/项,最高扣2分
		洗手	2	0	0	0	未洗手扣2分
		记录	2	1	0	0	未记录扣2分;记录不完全扣1分
评价	6	患者能理解操作目的,并且配合	2	1	0	0	一项不合格扣2分,最高扣6分;出现烫伤扣6分
		操作过程安全,未出现操作的并发症,施灸部位准确,操作熟练,体位合理	2	1	0	0	
		操作流程合理,患者自觉温热、舒适,症状缓解,皮肤无灼伤、烫伤	2	1	0	0	
理论提问	10	悬灸注意事项和禁忌证	5	3	0	0	回答不全面扣2分/题;未答出扣5分/题
		常见意外情况的预防及处理	5	3	0	0	
得分							

四、悬灸技术操作流程图(图 2-1-1)

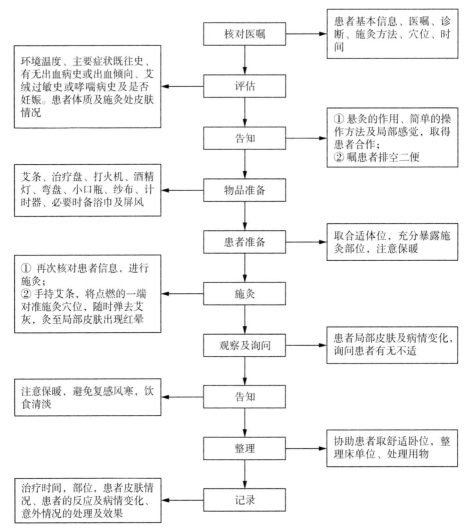

图 2-1-1 悬灸操作流程图

第二节

隔物灸技术

隔物灸是指借用药物或其他材料将艾炷与施灸腧穴部位的皮肤隔开进行施灸，故又称间接灸、隔药灸，不仅有艾灸温经散寒、活血通脉、消瘀散结以及防病保健的作用，还兼具所选用药物的治疗作用，属于艾灸技术范围。

一、注意事项

1. 隔蒜灸：治疗疮疡未成脓者可将蒜片放在疖肿上，以促进疖肿消退；已成脓者则将蒜片或蒜泥放在脓肿周围施灸。促使脓液早成，排除即愈。

2. 隔姜灸：在施灸时，若灸壮数较多，姜片有可能变干、变薄，此时应更换姜片。根据疾病治疗需要，可以选择隔姜温和灸和隔姜化脓灸。隔姜温和灸属平灸，灸后以使皮肤红润而不起泡为度；隔姜化脓灸属重灸，灸后皮肤起泡化脓。注意个人防护、预防感染。

3. 隔盐灸：隔盐灸使用炒用后的盐。施灸过程中应注意食盐受火爆起引致烫伤。

二、常见意外情况预防及处理

1. 烫伤

【临床表现】

（1）局部出现大小水泡。

（2）严重时局部皮肤破溃、坏死。

【预防措施】

（1）对于局部知觉减退的患者或小儿等，操作者可将食、中两指置于施灸部位的两侧，通过手指的感觉来测知患者局部的受热程度。

（2）施灸过程中随时询问患者有无肿痛感，调整距离，防止烫伤，及时弹去艾灰,如局部皮肤产生烧灼、热烫的感觉,应立即停止治疗。

【处理措施】

(1) 局部出现小水泡无需处理。

(2) 水泡较大,消毒局部皮肤后,用无菌注射器吸出液体,覆盖无菌敷料,保持干燥,防止感染。

(3) 局部皮肤破溃、坏死时给予无菌换药。

2. 过敏反应

【临床表现】

灸处瘙痒、潮红,出现水肿、水泡等。

【预防措施】

询问有无过敏史,呼吸道敏感者慎用。

【处理措施】

(1) 终止艾灸治疗过敏症状即会消失。

(2) 过敏症状未消失者,应密切观察局部皮肤情况,遵医嘱予抗过敏治疗。

3. 晕灸

【临床表现】

在艾灸过程中突然出现头晕眼花、恶心、心慌出汗、面色苍白、脉细肢冷、血压降低,甚至晕厥等症状。

【预防措施】

对初次艾灸者或体弱者,熏灸时间宜短,不可刺激量过大。

【处理措施】

(1) 发现晕灸立即停止艾灸,将患者扶到空气流通处。

(2) 去枕平卧或取头低足高位,轻者给温开水或糖水,静卧片刻即可恢复;重者在上述处理的基础上指掐或针刺人中、合谷、内关、足三里等穴位。

(3) 若仍无缓解,应配合其他治疗及时抢救。

三、隔物灸技术评分标准(表 2-2-1)

表 2-2-1 隔物灸技术评分标准

项目	分值	技术操作要求	A	B	C	D	评分说明
仪表	2	仪表端庄,戴表	2	1	0	0	一项未完成扣1分
核对	2	核对: 姓名、性别、年龄、住院号 医嘱、诊断、施灸部位、时间	2	1	0	0	未核对扣2分;内容不全面扣1分
评估	7	临床症状、既往史、艾绒过敏或哮喘病史 是否妊娠、出血性疾病、舌苔、脉象、证型	4	3	2	1	一项未完成扣1分
		施灸部位皮肤情况,对热、气味的耐受程度	3	2	1	0	一项未完成扣1分
告知	3	解释作用、操作方法、局部感受,取得患者配合	3	2	1	0	一项未完成扣1分
用物准备	5	洗手,戴口罩	1	0	0	0	未洗手扣1分;未戴口罩扣1分
		用物:治疗盘、艾柱、间隔物、打火机、镊子、弯盘、广口瓶、纱布,必要时准备浴巾 间隔物制作要求: (1)隔姜:用直径2~3 cm,厚0.2~0.3 cm的姜片,在其上用针点刺小孔若干 (2)隔蒜:用厚0.2~0.3 cm的薄蒜片,在其上用针点刺小孔若干 (3)隔盐:用纯净、干燥、精制食盐; (4)隔附子饼:用直径3 cm,厚约0.8 cm的附子饼,在其上用针点刺小孔若干	4	3	2	0	少备一项扣1分;未检查一项扣1分,最高扣3分
环境与患者准备	7	病室整洁、光线明亮,防止对流风	2	1	0	0	未进行环境准备扣2分;准备不全扣1分
		协助患者取舒适体位	2	1	0	0	未进行体位摆放扣2分;体位不舒适扣1分
		暴露施灸部位皮肤,注意保暖,保护隐私	3	2	1	0	未充分暴露部位扣1分;未保暖扣1分;未保护隐私扣1分

续表

项目	分值	技术操作要求	评分等级 A	B	C	D	评分说明
操作过程	52	核对医嘱	2	1	0	0	未核对扣2分;内容不全面扣1分
		施灸部位:施灸顺序自上而下,先头身,后四肢,将间隔物放于穴位上	10	8	4	2	取穴不准确扣2分/穴位,最高扣10分
		施灸:将艾炷放于间隔物上点燃,待燃尽时用镊子夹取续接一个艾炷	12	8	4	0	方法不正确扣4分;未用镊子夹取扣4分;未续接扣4分
		询问患者感受	4	0	0	0	未询问患者感受扣4分
		观察施灸部位皮肤	4	0	0	0	未观察皮肤扣4分
		施灸结束,清洁局部皮肤	4	0	0	0	未清洁皮肤扣4分
		协助患者取舒适体位,整理床单位,酌情开窗通风	6	4	2	0	未安置体位扣2分;未整理床单位扣2分;未酌情开窗扣2分
		施灸后再次观察患者局部皮肤变化,询问施灸后感受	8	4	2	0	施灸后未观察皮肤扣4分;未询问患者感受扣4分
		洗手,再次核对	2	1	0	0	未洗手扣1分;未核对扣1分
操作后处置	6	用物按《医疗机构消毒技术规范》处理	2	1	0	0	处置方法不正确扣1分/项,最高扣2分
		洗手	2	0	0	0	未洗手扣2分
		记录	2	1	0	0	未记录扣2分;记录不完全扣1分
评价	6	患者能理解操作目的,并且配合	2	1	0	0	一项不合格扣2分,最高扣6分;出现烫伤扣6分
		操作过程安全,未出现操作的并发症,施灸部位准确,操作熟练,体位合理	2	1	0	0	
		操作流程合理,患者自觉温热、舒适,症状缓解,无皮肤灼伤、烫伤	2	1	0	0	
理论提问	10	隔物灸注意事项和禁忌证	5	3	0	0	回答不全面扣2分/题;未答出扣5分/题
		常见意外情况的预防及处理	5	3	0	0	
		得分					

四、隔物灸操作流程图(图 2-2-1)

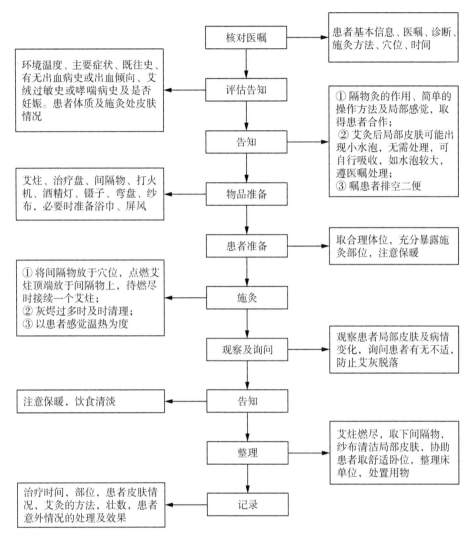

图 2-2-1 隔物灸操作流程图

第三节

穴位贴敷技术

中药贴敷是将各种不同的药物制成一定的剂型,贴敷于某些穴位或特定的部位上,是利用药物对机体的刺激和药理作用,达到通经活络、清热解毒、活血化瘀、消肿止痛、行气消痞、提脓祛腐作用的一种操作方法。

一、注意事项

1. 贴敷部位应交替使用,不宜单个部位连续贴敷。

2. 除拔毒膏外,患处有红肿及溃烂时不宜贴敷药物,以免发生化脓性感染。对初起有脓头或成脓阶段的肿疡,宜中间留空隙,围敷四周,使邪有出路。

3. 乳痈敷药时,可在敷料上剪孔或一缺口,使乳头露出,以免乳汁溢出污染敷料及衣被。

4. 敷料面积应大于患处,并保持一定的湿度。如药物较干时,应用所需的药汁、酒、醋、水等进行湿润。夏天如以蜂蜜、饴糖作赋形剂时,应加少量苯甲酸钠,防止发酵变质,以免影响疗效。

二、常见意外情况预防及处理

1. 过敏反应

【临床表现】

局部皮肤出现瘙痒、潮红、水泡等。

【预防措施】

(1) 贴敷前详细询问有无中药药物过敏史,注意药物禁忌证。

(2) 仔细查对药物是否正确。

【处理措施】

（1）立即停止贴敷。

（2）症状轻者可服用抗组胺药；症状较重者应及时使用糖皮质激素如泼尼松、地塞米松等。

三、穴位贴敷评分标准(表2-3-1)

表2-3-1　穴位贴敷评分标准

项目	分值	技术操作要求	评分等级 A	B	C	D	评分说明
仪表	2	仪表端庄，戴表	2	1	0	0	一项未完成扣1分
核对	2	核对：姓名、性别、年龄、住院号、医嘱、诊断、贴敷部位、时间	2	1	0	0	未核对扣2分；内容不全面扣1分
评估	5	临床症状、既往史、药物及敷料过敏史、舌苔、脉象、证型；女性患者是否妊娠	3	2	1	0	一项未完成扣1分
		贴敷部位皮肤情况，颜面五官慎用	2	1	0	0	一项未完成扣1分
告知	4	解释作用、简单的操作方法，敷贴时间6~8 h，取得患者配合	4	3	2	1	一项未完成扣1分
用物准备	6	洗手，戴口罩	2	1	0	0	未洗手扣1分；未戴口罩扣1分
		用物：治疗盘、弯盘、棉纸，遵医嘱配制的药物，压舌板，无菌棉垫或纱布，胶布或绷带，0.9%生理盐水，棉球	4	3	2	1	少备一项扣1分；未检查一项扣1分，最高扣4分
环境与患者准备	10	病室整洁、光线明亮	2	1	0	0	未进行环境准备扣2分；环境准备不全扣1分
		协助患者取舒适体位	2	1	0	0	未进行体位摆放扣2分；体位不舒适扣1分
		充分暴露治疗部位，保暖，保护隐私	6	4	2	0	未充分暴露治疗部位扣2分；未保暖扣2分；未保护隐私扣2分
操作过程 敷药	41	核对医嘱	2	1	0	0	未核对扣2分；内容不全面扣1分
		清洁局部皮肤，以0.9%生理盐水或温水擦洗皮肤上的药渍，观察局部皮肤情况	4	3	2	0	未清洁扣2分；清洁不彻底扣1分；未观察扣2分
		根据敷药面积，取大小合适的棉纸或薄胶纸，将所需药物均匀地平摊于棉纸上，厚薄适中，0.2~0.5 cm	12	8	4	0	棉质敷料大小不合适扣4分；摊药面积过大或过小或溢出棉质敷料外扣4分；药物过厚或过薄扣4分
		将药物贴敷于穴位或患处，避免药物溢出污染衣物	10	6	4	0	取穴不准确扣6分；药液外溢扣4分

续表

项目	分值	技术操作要求	评分等级 A	B	C	D	评分说明
操作过程	敷药 41	使用敷料或棉垫覆盖,固定牢固,贴敷药物注意局部防水	4	2	0	0	未使用敷料或棉垫覆盖扣2分;固定不牢固扣2分
		贴敷部位应交替使用,不宜单个部位连续贴敷	1	0	0	0	未交替使用扣1分
		询问患者有无不适	2	1	0	0	未询问扣2分
		协助患者取舒适体位,整理床单位	4	2	0	0	未安置体位扣2分;未整理床单位扣2分
		洗手,再次核对	2	1	0	0	未洗手扣1分;未核对扣1分
	取药 8	取下敷药,清洁皮肤	2	1	0	0	未清洁扣2分;清洁不彻底扣1分
		观察局部皮肤,询问患者有无不适	4	2	0	0	未观察皮肤扣2分;未询问扣2分
		洗手,再次核对	2	1	0	0	未洗手扣1分;未核对扣1分
操作后处置	6	用物按《医疗机构消毒技术规范》处理	2	1	0	0	处置方法不正确扣1分/项,最高扣2分
		洗手	2	0	0	0	未洗手扣2分
		记录	2	1	0	0	未记录扣2分;记录不完全扣1分
评价	6	患者能理解操作目的,并且配合。主动询问患者感受,体位舒适安全	2	1	0	0	一项不合格扣2分,最高扣6分
		操作过程安全,未出现操作的并发症,局部症状改善	2	1	0	0	
		操作流程合理,敷药的摊制大小、厚薄均匀合适	2	1	0	0	
理论提问	10	穴位贴敷注意事项和禁忌证	5	3	0	0	回答不全面扣2分/题;未答出扣5分/题
		常见意外情况的预防及处理	5	3	0	0	
得分							

四、穴位贴敷操作流程(图 2-3-1)

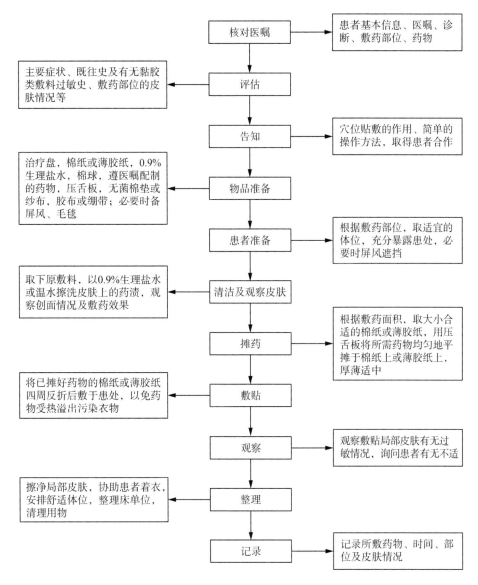

图 2-3-1 穴位贴敷操作流程

第四节

中药热熨敷技术

热熨敷治疗是根据中医辨证施治的原理,选择适当的中药(透骨散)和适当的辅料,经过加热后,在人体局部或一定穴位上来回移动,使药力和热力同时自体表毛窍透入经络、血脉的一种药物外治法。热熨敷选用的中药具有温经散寒、祛风止痛、行气活血的作用,加热后用布包裹,热熨患处,具有温经通络、活血行气、散寒止痛、祛瘀消肿之功效。

一、注意事项

1. 热熨前嘱患者排空小便。

2. 热熨中保持药袋温度,冷却后应及时更换或加热。若患者感到局部疼痛或出现水泡应停止操作,并进行适当处理。

3. 布袋用后清洗消毒备用。中药可持续使用1周。

二、常见意外情况的预防及护理

1. 烫伤

【临床表现】

局部皮肤发红,出现大小不等的水泡。

【预防措施】

(1) 治疗中应向患者解释目的、意义、注意事项,保证热疗的安全。

(2) 操作前准确测量药袋温度,根据病人的体质状态、局部组织对热的耐受力不同,选择适宜的温度,一般在55~60℃,知觉迟钝及昏迷患者不超过50℃。

(3) 用热熨袋时先隔一层毛毯或外包一层厚毛巾,避免直接接触。

(4) 床边守护,热熨过程严密观察皮肤及生命体征的变化,定时检查皮肤,如有皮肤发红,及时处理,避免烫伤。

【处理措施】

(1) 皮肤发红者停止热熨。

(2) 局部涂凡士林以保护皮肤,可给予冷敷,有水泡者按浅二度烧伤治疗。

2. 感染风寒

【临床表现】

出现肢体发凉、打喷嚏、鼻塞、流涕、寒战等,随后出现感冒、上呼吸道感染等临床症状。

【预防措施】

(1) 操作前做好告知,以取得患者配合。

(2) 更换床单前,将室温调至合适的温度,拉好窗帘及床帘,关好房门。操作时注意随时遮盖患者。

【处理措施】

(1) 注意保暖,加盖被服。如病情允许,鼓励多饮温开水。

(2) 患者出现感冒症状,遵医嘱抗感冒处理。发热时遵医嘱物理降温或药物治疗。

三、中药热熨敷技术评分标准(表 2-4-1)

表 2-4-1　中药热熨敷技术评分标准

项目	分值	技术操作要求	A	B	C	D	评分说明
仪表	2	仪表端庄,戴表	2	1	0	0	一项未完成扣1分
核对	2	核对:姓名、性别、年龄、医嘱、部位、住院号	2	1	0	0	未核对扣2分;内容不全面扣1分
评估	6	临床症状、既往史、药物过敏史;是否妊娠主要症状、舌苔、脉象、证型	4	3	2	1	一项未完成扣1分
		热熨部位皮肤情况、局部知觉和反应,对热的耐受程度	2	1	0	0	一项未完成扣1分
告知	4	解释作用、简单的操作方法、时间、局部感受,取得患者配合,嘱其排空二便	4	3	2	1	一项未完成扣0.7分,最高扣4分
用物准备	6	洗手、戴口罩	2	1	0	0	未洗手扣1分;未戴口罩扣1分
		备齐并检查用物:治疗盘、遵医嘱准备药物及器具、温度计、凡士林、棉签、纱布袋2个、大毛巾、纱布或纸巾,必要时备屏风、毛毯等	4	3	2	1	少备一项扣0.5分,未检查一项扣0.5分,最高扣4分

续表

项目	分值	技术操作要求	评分等级 A	评分等级 B	评分等级 C	评分等级 D	评分说明
环境与患者准备	10	病室整洁、光线明亮	2	1	0	0	未进行环境准备扣2分;环境准备不全扣1分
		协助患者取舒适体位	2	1	0	0	未进行体位摆放扣2分;体位不舒适扣1分
		暴露热熨部位,用垫巾保护衣物,注意保暖,保护隐私	6	4	2	0	未保护患者衣物扣2分;未注意保暖扣2分;未保护隐私扣2分
操作过程	48	核对医嘱	2	1	0	0	未核对扣2分;内容不全面扣1分
		将药物加热至60~70 ℃备用	4	0	0	0	温度不符合要求扣4分
		药熨部位涂少量凡士林	2	1	0	0	未涂抹扣2分;涂抹不均匀扣1分
		药熨温度应保持在50~60 ℃,老人、婴幼儿及感觉障碍者不宜超过50 ℃	2	0	0	0	温度不正确扣2分
		推熨:力量均匀,开始时用力要轻,速度可稍快,随着药袋温度的降低,力量可增大,同时速度减慢。药袋温度过低时,及时更换药袋或加温。熨烫时间15~30 min。操作中询问患者的感受	16	12	8	4	力度过轻或过重扣4分;未及时加温扣4分;时间过短或过长扣4分;未询问患者感受扣4分
		观察局部皮肤,询问患者对温度的感受,及时调整速度、温度,出现红肿、丘疹、瘙痒、水泡等情况停止操作,防止烫伤	12	8	4	0	未观察皮肤扣4分;未询问患者扣4分;发现异常未及时处理扣4分
		操作完毕后擦净局部皮肤,协助患者着衣,安排舒适体位,整理床单位	4	3	2	1	未清洁皮肤扣1分;未协助着衣扣1分;体位不舒适扣1分;未整理床单位扣1分
		询问患者对操作的感受	2	1	0	0	未询问患者感受扣2分
		洗手,再次核对	4	2	1	0	未洗手扣2分;未核对扣2分
操作后处置	6	用物按《医疗机构消毒技术规范》处理	2	1	0	0	处置方法不正确扣1分/项,最高扣2分
		洗手	2	0	0	0	未洗手扣2分
		记录:治疗时间、部位及局部皮肤情况	2	1	0	0	未记录扣2分;记录不完全扣1分
评价	6	患者能理解操作目的,并且配合,体位舒适安全	2	1	0	0	一项不合格扣2分,最高扣6分;出现烫伤扣6分
		操作技术熟练,局部皮肤无烫伤	2	1	0	0	
		操作流程合理,患者症状改善	2	1	0	0	

续表

项目	分值	技术操作要求	评分等级				评分说明
			A	B	C	D	
理论提问	10	中药热熨敷技术的注意事项和禁忌证	5	3	0	0	回答不全面扣2分/题；未答出扣5分/题
		中药热熨敷的常见意外情况的预防及处理	5	3	0	0	
		得分					

四、中药热熨敷技术流程图(图 2-4-1)

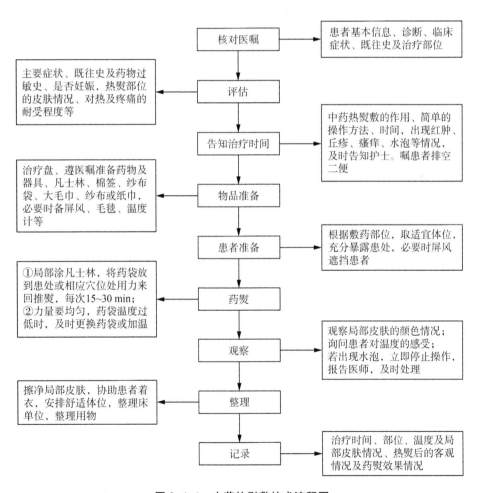

图 2-4-1　中药热熨敷技术流程图

第五节

中药熏洗技术

中药熏洗是将药物煎汤，趁热在患处熏蒸和浸浴，以达到疏通腠理、祛风除湿、清热解毒、杀虫止痒等作用的一种治疗方法。

一、注意事项

1. 熏洗过程注意室内避风，冬季注意保暖，洗毕及时擦干药液和汗液，暴露部位加盖衣被。

2. 煎好的药液用干净纱布过滤，以免药中杂质在熏洗时刺激皮肤。熏洗药液温度适宜，以防烫伤。四肢熏蒸药液温度 50～70 ℃，待温度降至 40～45 ℃时，用纱布蘸湿药液进行患处的淋洗、浸泡 5～10 min。操作中应随时询问患者感受，老年人、小儿熏洗温度宜稍低。

3. 操作中根据不同部位辨证用药，如头面部及某些敏感部位，不宜选用刺激性太强的药物，孕妇忌用麝香等药物，以免引起流产等后果。

4. 局部熏洗时，局部应与药液保持适当的距离，以温热舒适、不烫伤皮肤为度；颜面部熏洗后 30 min 才能外出，以免感冒；局部有伤口者，按无菌操作进行；包扎部位熏洗时，应揭去敷料，熏洗完毕后，更换消毒敷料。

5. 用中草药熏洗机应先检查机器的性能及有无漏电现象，以防发生意外。

6. 注意保护患者，必要时进行遮挡。所有物品需清洁消毒，用具一人一份一消毒，避免交叉感染。

7. 熏洗一般每天 1 次（视病情可每天 2 次），每次 20～30 min，5～7 天为一个疗程。

8. 孕妇及妇女经期不宜坐浴和阴道熏洗。

二、常见意外情况预防及处理

1. 烫伤

【临床表现】

局部皮肤发红,出现大小不等的水泡或破溃。

【预防措施】

(1) 熏洗药液温度不宜过热。

(2) 肢体末端感觉异常者慎用此法。

【处理措施】

(1) 立即停止熏洗,局部出现小水泡,无需处理。

(2) 水泡较大,消毒局部皮肤后,用无菌注射器吸出液体,覆盖无菌敷料。

(3) 局部皮肤破溃、坏死,给予无菌换药治疗,防止交叉感染。

2. 过敏反应

【临床表现】

出现瘙痒、皮疹等。

【预防措施】

询问有无过敏史,有中药过敏史患者慎用。

【处理措施】

停止熏洗,并给予相应抗过敏处理。

3. 低血糖

【临床表现】

出现头晕、胸闷、心慌、气促等。

【预防措施】

患者不宜空腹熏洗,进餐前后半小时内不宜熏蒸。

【处理措施】

立即停止熏洗,喝糖水或热水,平卧,更换干衣服,保暖。

三、中药熏洗操作评分标准(表 2-5-1)

表 2-5-1 中药熏洗操作评分标准

项目	分值	技术操作要求	A	B	C	D	评分说明
仪表	2	仪表端庄,戴表	2	1	0	0	一项未完成扣1分
核对	2	核对: 姓名、性别、年龄、住院号 医嘱、诊断、熏洗部位、时间	2	1	0	0	未核对扣2分;内容不全面扣1分
评估	6	主要症状、既往史、过敏史,是否妊娠或经期	4	3	2	1	一项未完成扣1分
		体质及局部皮肤情况、进餐时间	2	1	0	0	一项未完成扣1分
告知	4	解释作用、操作方法、熏洗时间、局部感受,取得患者配合	4	3	2	1	一项未完成扣1分
用物准备	6	洗手、戴口罩	2	1	0	0	未洗手扣1分;未戴口罩扣1分
		备齐并检查用物:治疗盘、治疗本、熏洗容器、药液、盛放药液容器、水温计、治疗巾或浴巾等	4	3	2	1	少备一项扣1分;未检查一项扣1分,最高扣4分
环境与患者准备	6	病室整洁、温度适宜	2	1	0	0	一项未完成扣1分
		熏蒸前饮淡盐水或温开水 200 mL	1	0	0	0	未饮水扣1分
		协助患者取合理、舒适体位,暴露熏蒸部位,注意隐私和保暖	3	2	1	0	未摆放体位扣2分;体位不合理或不舒适扣1分;未充分暴露熏蒸部位扣1分
操作过程	52	核对医嘱	2	1	0	0	未核对扣2分;内容不全面扣1分
		熏蒸五官:将煎好的药液倒入熏蒸壶内在电磁炉上加热,药液温度为43～46℃,倒入容器内,患者取端坐姿势,头部微向前倾,将需要熏洗的五官部位对准熏蒸壶嘴; 熏洗四肢:药液温度为50～70℃,倒入容器内,将患肢架于熏洗容器上,用浴巾或布单盖住患肢及容器,使药液蒸气熏蒸患肢。待药液温度适宜时,将患肢放入药液中浸泡 10 min; 坐浴:药液温度:测量 50～70 ℃,倒入容器内,对准熏洗部位进行熏蒸 10 min,待药液温度适宜时,将臀部坐于盆内浸泡 10～15 min	10	8	6	4	药液温度过高或过低扣4分;药液漏出容器扣4分;未对准熏蒸部位扣2分
		熏洗时间:20～30 min,观察并询问患者感受	8	6	4	2	熏蒸时间不正确扣2分;未观察病情扣2分;未询问患者感受扣4分

续表

项目	分值	技术操作要求	评分等级 A	B	C	D	评分说明
操作过程	52	观察患者局部皮肤变化,调整药液温度	8	4	0	0	未观察皮肤变化扣4分;未及时调节药温扣4分
		治疗结束,清洁患者皮肤,观察局部皮肤有无烫伤、过敏	8	4	0	0	未清洁皮肤扣4分;未观察皮肤扣4分
		操作过程保持衣服、床单清洁	6	3	0	0	药液污染衣服扣3分;药液污染被服扣3分
		询问患者感受,熏洗后需休息半小时方可外出,以防感冒,如有不适及时通知护士	4	2	0	0	未询问扣2分/项
		协助患者取舒适体位,整理衣着、床单位	4	3	2	1	未安置体位扣2分;未整理衣着扣1分;未整理床单位扣1分
		洗手,再次核对	2	1	0	0	未洗手扣1分;未核对扣1分
操作后处置	6	用物按《医疗机构消毒技术规范》处理	2	1	0	0	处置方法不正确扣1分/项,最高扣2分
		洗手	2	0	0	0	未洗手扣2分
		记录	2	1	0	0	未记录扣2分;记录不完全扣1分
评价	6	患者能理解操作目的并配合,主动询问患者感受,体位舒适安全	2	1	0	0	一项不合格扣2分,最高扣6分;出现烫伤扣6分
		操作流程合理、技术熟练,局部皮肤无烫伤	2	1	0	0	
		操作过程安全,无不良反应	2	1	0	0	
理论提问	10	中药熏洗技术的注意事项和禁忌证	5	3	0	0	回答不全面扣2分/题;未答出扣5分/题
		中药熏洗技术的常见意外情况的预防及处理	5	3	0	0	
得分							

四、中药熏洗操作流程图(图 2-5-1)

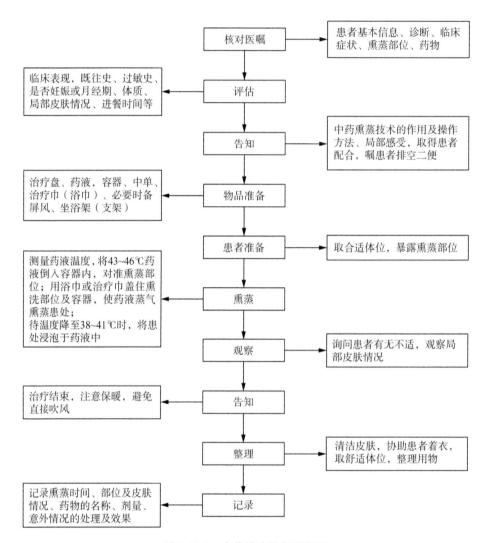

图 2-5-1 中药熏洗操作流程图

第六节

耳穴贴压技术

耳穴贴压是采用王不留行籽等丸状物刺激耳郭上的穴位或反应点,通过经络传导,调整脏腑气血功能,促进机体的阴阳平衡,达到防治疾病、改善症状的一种操作方法。

一、注意事项

1. 严格消毒,预防感染。若局部红肿,可用皮肤消毒药液消毒,每日2~3次,外用消炎药,防引起软骨膜炎。

2. 埋籽按压法的材料应选用光滑、大小和硬度适宜的种子,不宜选用有尖角或不光滑的种子,以免按压时损伤皮肤。选用质软的种子,则按压作用不大。

3. 按压时压力不可过大,切勿揉搓,潮湿脱落后及时更换胶布固定。

4. 留籽视季节气候而定。夏季可留置埋籽1~3天,春秋季2~3天,冬季5~7天,每日自行按压3~5次,每次每穴按压1~2 min,在留置期间应密切观察患者有无不适等情况。

5. 对扭伤和有运动障碍的患者,按压埋籽后耳郭充血发热时,宜适当活动患部,可在患部按摩、艾灸等,以提高疗效。

二、常见意外情况的预防及处理

1. 过敏反应

【临床表现】

被贴皮肤发红、发痒。

【预防措施】

询问有无过敏史,胶布过敏者慎用。

【处理措施】

缩短贴压时间并加压肾上腺、风溪穴,按压时切勿揉搓。

2. 感染

【临床表现】

耳郭皮肤出现炎症、局部肿胀、表皮溃烂等。

【预防措施】

严格执行无菌操作,预防感染。

【处理措施】

应及时去除胶布,终止治疗,表皮溃烂者涂擦消毒液,已感染者及时对症处理。

三、耳穴贴压评分标准(表 2-6-1)

表 2-6-1 耳穴贴压评分标准

项目	分值	技术操作要求	A	B	C	D	评分说明
仪表	2	仪表端庄,戴表	2	1	0	0	一项未完成扣1分
核对	2	核对: 姓名、性别、年龄、住院号 医嘱、诊断、穴位、时间	2	1	0	0	未核对扣2分;内容不全面扣1分
评估	5	临床症状、既往史; 是否妊娠、性别、年龄、病情、主症、舌苔、脉象、证型	3	2	1	0	一项未完成扣1分
		耳部皮肤情况、对疼痛的耐受程度,及有无胶布、酒精或药物过敏	2	1	0	0	一项未完成扣1分
告知	3	解释操作目的、方法、局部感受、取得患者配合	3	2	1	0	一项未完成扣1分
用物准备	6	洗手,戴口罩	2	1	0	0	未洗手扣1分;未戴口罩扣1分
		备齐并检查用物:治疗盘、针盒、皮肤消毒液、棉球、探棒、棉签、镊子、胶布、弯盘、王不留行籽、污物碗	4	3	2	1	少备一项扣1分;未检查一项扣1分,最高扣4分
环境与患者准备	6	病室整洁、光线明亮。操作者:修剪指甲,避免损伤患者皮肤	2	1	0	0	未进行环境准备扣2分;环境准备不全扣1分
		协助患者取舒适体位	2	1	0	0	未进行体位摆放扣2分;体位不舒适扣1分
		暴露耳部皮肤	2	0	0	0	未充分暴露耳部皮肤扣2分

续表

项目		分值	技术操作要求	评分等级 A	B	C	D	评分说明
操作过程	贴豆	48	核对医嘱,遵医嘱确定穴位	2	1	0	0	未核对扣2分;内容不全面扣1分
			持探棒由上而下寻找敏感点,确定贴压穴位	6	4	2	0	动作生硬扣2分;穴位不准确扣2分/穴位,最高扣6分
			消毒方法:使用75%酒精自上而下、由内而外、从前到后消毒皮肤,待干(其范围视耳郭大小而定)	6	4	2	0	消毒液使用不规范扣2分;消毒顺序不正确扣2分;未待干扣2分
			左手手指托持耳郭,右手用镊子夹取粘有王不留行籽的胶布,对准穴位紧贴压其上,并轻轻按揉1~2 min,使耳郭有热、麻、胀、痛、得气感	10	8	6	4	耳穴贴压每次选择一侧耳穴,双侧耳穴轮流使用。贴敷穴位取穴不准确扣2分/穴位,最高扣6分;贴敷不牢固扣2分/穴位,最高扣4分
			教会患者按压的方法,按压力度适宜,询问患者感受,每日按压2~3次(3种按压方法根据患者病情而定),根据需要留籽2~3天	8	6	4	2	按压力度过轻或过重扣2分/穴位,最高扣4分;未询问患者感受扣4分,患者侧卧位耳部感觉不适时,护士可将胶布放松一下或移动位置即可
			对压法:用食指和拇指置于耳郭的正面和背面,相对按压,食指和拇指可边按边左右移动,一旦找到敏感点,持续按压20~30 s;直压法:指尖垂直按压耳穴,至患者产生胀痛感,持续按压20~30 s,每次按压3~5 min;点压法:指尖一压一松按压耳穴,每次间隔0.5 s,一般每次每穴可按压27下	4	2	0	0	手法不正确扣2分;最高扣4分
			观察局部皮肤有无红肿、过敏或贴敷不牢固	6	3	0	0	贴敷不牢固扣3分,留置期间应防止胶布脱落或污染;对普通胶布过敏者改用脱敏胶布;未观察皮肤扣3分
			协助患者取舒适体位,整理床单位	4	2	0	0	患者侧卧位耳部感觉不适时,可适当调整。未安置体位扣4分;未整理床单位扣2分
			洗手,再次核对	2	1	0	0	未洗手扣1分;未核对扣1分
	取豆	6	用止血钳或镊子夹住胶布一角取下	2	1	0	0	未使用止血钳(镊子)扣1分;使用不当扣1分
			观察、清洁皮肤	2	1	0	0	未观察扣1分;未清理扣1分
			洗手,再次核对	2	1	0	0	未洗手扣1分;未核对扣1分

续表

项目	分值	技术操作要求	评分等级 A	评分等级 B	评分等级 C	评分等级 D	评分说明
操作后处置	6	整理用物:探针、止血钳(镊子)用75%酒精擦拭	2	1	0	0	消毒方法不正确扣1~2分
		洗手	2	0	0	0	未洗手扣2分
		记录	2	1	0	0	未记录扣2分;记录不完全扣1分
评价	6	流程合理、技术熟练,选穴准确	2	1	0	0	一项不合格扣2分
		患者能接受、皮肤无破溃,有得气感,症状缓解	2	1	0	0	
		操作达到预期目标,患者能演示留籽按压的方法	2	1	0	0	
理论提问	10	耳穴贴压的注意事项和禁忌证	5	3	0	0	回答不全面扣2分/题;未答出扣4分/题
		耳穴贴压的常见意外情况预防及处理	5	3	0	0	
		得分					

四、耳穴贴压技术操作流程图(图 2-6-1)

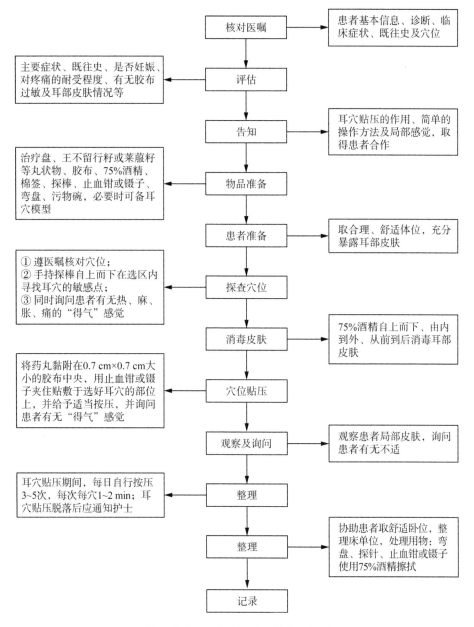

图 2-6-1 耳穴贴压技术操作流程图

第七节

穴位注射技术

穴位注射又称水针疗法,是针刺法与肌内注射相结合的一种治疗方法,根据病证不同,将一定剂量药物注射相应穴位,利用针刺及药物对穴位的渗透刺激作用和药物的药理作用结合在一起,发挥综合效能,具有改善局部血运,利于组织恢复的作用,从而达到治疗疾病的目的。

一、注意事项

1. 严格执行"三查七对"及无菌操作规程,防止感染。
2. 注意药物的性能、药理作用、剂量、配伍禁忌、不良反应,以及药物使用期限和有无沉淀变质等情况。
3. 选穴要准确,深浅度适宜,注药前应回抽,以免药液注入血管、关节腔和脊髓腔内。
4. 有主要神经干通过的部位,在做穴位注射时,应注意避免针尖触及神经干,如患者有触电感应立即退针,改变深度和部位,然后再注入药液,以免损伤神经干。
5. 胸、背、腹部做穴位注射时不宜刺入过深,以免伤及内脏。在脊柱两侧进行穴位注射时,针尖可斜向脊柱,避免直刺,造成气胸。
6. 年老体弱者,注射部位不宜过多,且药量应酌情减少,以免晕针;孕妇禁于腹部、腰骶部及合谷、三阴交等处行穴位注射,以免引起流产或早产。
7. 选穴宜少而精,一般以1~2穴为宜,最多不超过4个穴。宜选择肌肉丰满处的穴位或阿是穴。腧穴应交替轮换,同一穴位不宜连续使用。

二、常见意外情况的预防及处理

1. 晕针

【临床表现】

头晕、心慌、恶心、面色苍白、呼吸急促、四肢厥冷、脉搏细数等。

【预防措施】

在穴位注射时询问患者的感觉,观察局部和全身的情况。

【处理措施】

(1) 轻度晕针者应迅速拔去所有针,将患者扶到空气流通处躺下。抬高双腿,头部放低(不用枕头),静卧片刻即可。

(2) 患者仍感到不适,给予温热开水或热茶饮服。

(3) 重度晕针者应立即去针后平卧,如情况紧急,可令其直接卧于地板上。可配合试行人工呼吸、心脏按压、注射强心剂及针刺水沟穴、涌泉穴等措施。

2. 血肿

【临床表现】

局部皮肤血肿肿胀。

【预防措施】

严格执行无菌操作,防止感染。

【处理措施】

让患者局部热敷,帮助局部吸收,同时局部避免再次注射。

3. 药物过敏

【临床表现】

轻者局部或者全身出现药疹,重者出现过敏性休克。

【预防措施】

(1) 注意药物的性能、药理作用、剂量、配伍禁忌、副作用和过敏反应。

(2) 凡能引起过敏的药物必须先做皮试,皮试阳性者不可应用。副作用较严重的药物不宜采用。刺激性较强的药物应谨慎使用。

【处理措施】

立即停药,迅速应用药物进行脱敏治疗,对过敏性休克应进行中西医抢救。

三、穴位注射技术评分标准(表2-7-1)

表2-7-1 穴位注射技术评分标准

项目	分值	技术操作要求	A	B	C	D	评分说明
仪表	2	仪表端庄,戴表	2	1	0	0	一项未完成扣1分
核对	2	核对:姓名、性别、年龄、住院号医嘱、诊断、穴位、时间	2	1	0	0	未核对扣2分;内容不全面扣1分
评估	7	临床主要症状、临床表现、既往史、药物过敏史;是否妊娠、舌苔、脉象、证型	4	3	2	1	一项未完成扣1分
		注射部位皮肤情况、对疼痛的耐受程度及患者合作程度	3	2	1	0	一项未完成扣1分
告知	4	解释作用、简单的操作方法、局部感受,取得患者配合	4	3	2	1	一项未完成扣1分,最高扣4分
用物准备	9	洗手,戴口罩	2	1	0	0	未洗手扣1分;未戴口罩扣1分
		核对医嘱,配置药液	2	1	0	0	未核对扣1分;配药不规范扣1分
		备齐并检查用物:治疗盘、注射药物、无菌棉签、一次性注射器、皮肤消毒剂,必要时备毛毯	5	3	1	0	少备一项扣1分;未检查一项扣1分,最高扣5分
环境与患者准备	5	病室整洁、光线明亮	2	1	0	0	未进行环境准备扣2分;环境准备不全扣1分
		协助患者取舒适体位,暴露操作部位,温度适宜	3	2	1	0	未进行体位摆放扣2分;体位不舒适扣1分;暴露不充分扣1分;未保暖扣1分,最高扣3分
操作过程	49	核对医嘱	2	1	0	0	未核对扣2分;内容不全面扣1分
		通过询问患者感受,确定穴位	4	3	2	1	动作不规范扣1分;取穴不准确扣2分;未询问患者感受扣1分
		消毒方法正确:以所取穴中心由内向外消毒,范围>5 cm	4	2	0	0	消毒方法不正确扣2分;消毒范围不规范扣2分
		再次核对医嘱,排气	4	3	2	1	未核对扣2分;内容不全面扣1分;未排气扣2分;排气不规范扣1分
		注射手法正确:注意针刺角度,切勿将药物注入血管内	8	6	4	2	未绷紧皮肤扣2分;未对准穴位扣4分;注射方法不正确扣2分
		将针身推至一定深度,上下提插并询问患者是否有酸胀等"得气"感	6	4	2	0	手法不规范扣4分;未询问患者感受扣2分

续表

项目	分值	技术操作要求	评分等级 A	B	C	D	评分说明
操作过程	49	确认无回血后,缓慢注入药液	6	4	2	0	未抽回血扣4分;注入药液速度不规范扣2分
		注射过程应观察是否有晕针、弯针、折针等异常情况,患者出现不适症状时,立即停止注射	4	2	0	0	未观察扣4分;观察不全面扣2分
		拔针后用无菌棉签按压针孔片刻	2	0	0	0	未按要求按压扣2分
		观察注射部位皮肤有无肿胀、出血,询问患者是否有不适	2	1	0	0	未观察皮肤扣1分;未询问患者扣1分
		告知患者注射部位24h内避免沾水	2	0	0	0	未告知扣2分
		协助患者着衣、取舒适体位、整理床单位	3	2	1	0	未协助着衣扣1分;体位不舒适扣1分;未整理床单位扣1分
		洗手,再次核对	2	1	0	0	未洗手扣1分;未核对扣1分
操作后处置	6	用物按《医疗机构消毒技术规范》处理	2	1	0	0	处置方法不正确扣1分/项,最高扣2分
		洗手	2	0	0	0	未洗手扣2分
		记录:注射穴位、药物、药量等	2	1	0	0	未记录扣2分;记录不完全扣1分
评价	6	患者理解操作的目的,并主动配合	2	1	0	0	一项不合格扣2分,最高扣6分
		取穴正确、遵守无菌观念、技术熟练	2	1	0	0	
		患者有"得气"感,操作流程合理,患者满意	2	1	0	0	
理论提问	10	穴位注射的注意事项和禁忌证	5	3	0	0	回答不全面扣2分/题;未答出扣5分/题
		穴位注射的常见意外情况预防及处理	5	3	0	0	
得分							

四、穴位注射操作流程图(图 2-7-1)

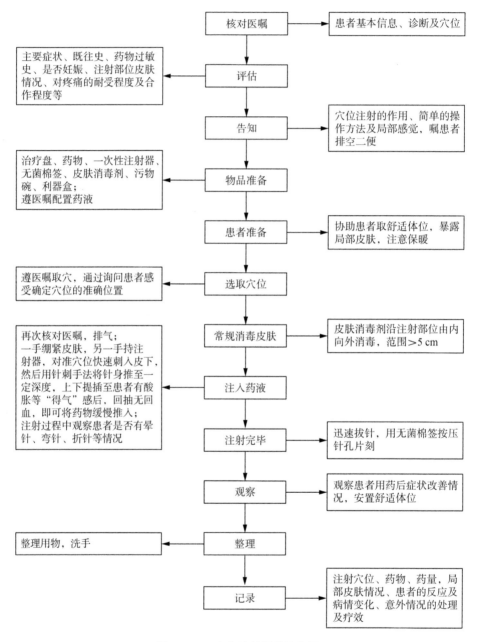

图 2-7-1 穴位注射操作流程图

第八节

腕踝针技术

腕踝针技术是以针刺人体的腕部及踝部区域来治疗疾病的针刺操作技术。其理论依据为将脏腑与体表不同区域相关联,通过刺激腕踝部特定区域,达到治疗相应脏腑疾病的目的。

一、注意事项

1. 严格执行"三查八对"及无菌操作规程,防止感染。

2. 腕踝针进针一般不痛,进针痛时应调针,至不痛为度。调针时应将针退至皮下表浅部位,再重新进针,或检查针尖是否沿纵行直线方向插入。

3. 症状恰在中线,针两侧;若在横线以上,针两侧上1或上6;在横线以下,针两侧下1或下6。

4. 一侧肢体感觉或运动障碍,上肢针上5,下肢针下4;全身肢体瘫痪,针两侧上1。

5. 针尖朝向症状端。

二、并发症的预防及护理

1. 晕针

【临床表现】

头晕、心慌、恶心、面色苍白、呼吸急促、四肢厥冷、脉搏细数等。

【预防措施】

在进针时询问患者感觉,观察局部及全身的情况。

【处理措施】

(1) 轻度晕针迅速拔针,协助患者立即平躺,注意空气流通及保暖。抬高双腿,头部放低(不用枕头),静卧片刻即可。患者仍感不适,给予温热水或热茶饮服。

(2) 重度晕针应立即去针后平卧,如情况紧急,可就地平躺。可配合行人工呼吸、心脏按压、注射强心剂及针刺水沟穴、涌泉穴等穴位。

2. 皮下出血

【临床表现】

局部皮肤瘀紫、瘀斑。

【预防措施】

(1) 仔细检查针具。

(2) 穿刺时避开血管附近。

【处理措施】

(1) 一般不必处理,可自行消退。

(2) 瘀斑面积较大,可先做局部冷敷,再做热敷促进血肿消散。

(3) 避免局部再次针刺。

三、腕踝针技术评分标准(表 2-8-1)

表 2-8-1 腕踝针技术评分标准

项目	分值	技术操作要求	A	B	C	D	评分说明
仪表	2	仪表大方,举止端庄	2	1	0	0	一项未完成扣1分
核对	2	姓名、性别、年龄、住院号、医嘱、诊断、取穴、留针时间	2	1	0	0	未核对扣2分;内容不全面扣1分
评估	7	主要症状、既往史、女性是否妊娠或经期、舌苔、脉象、证型	4	3	2	1	一项未完成扣1分
		局部皮肤情况、询问对疼痛的耐受性及患者的合作程度	3	2	1	0	一项未完成扣1分
告知	4	解释操作目的、方法、局部感觉、取得患者配合	3	2	1	0	一项未完成扣1分
用物准备	6	洗手,戴口罩	2	1	0	0	未洗手扣1分;未戴口罩扣1分
		用物:治疗盘、毫针、酒精、棉签、敷贴,必要时备大毛巾	4	3	2	1	少备一项扣1分;未检查一项扣1分,最高扣4分
环境与患者准备	6	病室整洁、温度适宜、光线明亮	2	1	0	0	未进行环境准备扣2分;环境准备不全扣1分
		协助患者取合理、舒适体位,暴露操作部位,注意隐私保护	4	2	1	0	未摆放体位扣2分;体位不合理或不舒适扣1分;未充分暴露操作部位扣1分;未保暖扣1分

续表

项目	分值	技术操作要求	A	B	C	D	评分说明
操作过程	51	核对医嘱	2	1	0	0	未核对扣2分;内容不全面扣1分
		消毒方法正确:以所取穿刺点为中心由内向外消毒,范围大于5 cm	4	2	0	0	消毒方法不正确扣2分;消毒范围不规范扣2分
		按腧穴深浅和患者体质选择毫针,检查针柄有否松动、针尖有无弯曲带钩	8	4	2	0	选择针具不合适扣4分;未检查针扣4分;检查不全扣2分/项
		针体与皮肤程30°角倾斜刺入皮下浅层,询问患者有无酸胀痛感、针体自然垂倒贴近皮肤表面,轻轻推进针体,进针约1～1.5寸,最后用敷贴固定,留针0.5～24 h	18	10	4	0	刺入角度不正确扣8分;未询问患者感受扣4分;手法不规范扣4分;固定不规范扣4分
		询问患者有无不适,观察有无弯针、晕针、折针及出血	5	2	0	0	未观察扣4分;观察不全面扣2分
		协助患者取舒适体位,整理衣着、床单位	4	2	0	0	未安置体位扣2分;未整理衣着扣1分
		起针:一手捻动针柄,另一手拇(食)指按压针孔周围皮肤,将针退至皮下,迅速拔出,轻压片刻以防出血。检查针数	8	4	0	0	起针方法不正确扣4分;未按压扣4分;未检查针数扣8分
		洗手,再次核对	2	1	0	0	未洗手扣2分;未核对扣1分
操作后处置	6	用物按《医疗机构消毒技术规范》处理	2	1	0	0	处置方法不正确扣1分/项,最高扣2分
		洗手	2	0	0	0	未洗手扣2分
		记录:进针部位、留针数、留针时间、疗效及签名	2	1	0	0	未记录扣2分;记录不完全扣1分
评价	6	患者能理解操作目的并配合,主动询问患者感受,确保体位舒适安全	2	1	0	0	一项不合格扣2分,最高扣6分
		操作过程安全,未出现操作并发症	2	1	0	0	
		操作熟练,进针手法、定位正确	2	1	0	0	
理论提问	10	腕踝针的注意事项和禁忌证	5	3	0	0	回答不全面扣3分/题;未答出扣5分/题
		常见意外情况的预防及处理	5	3	0	0	
得分							

四、腕踝针技术操作流程图(图 2-8-1)

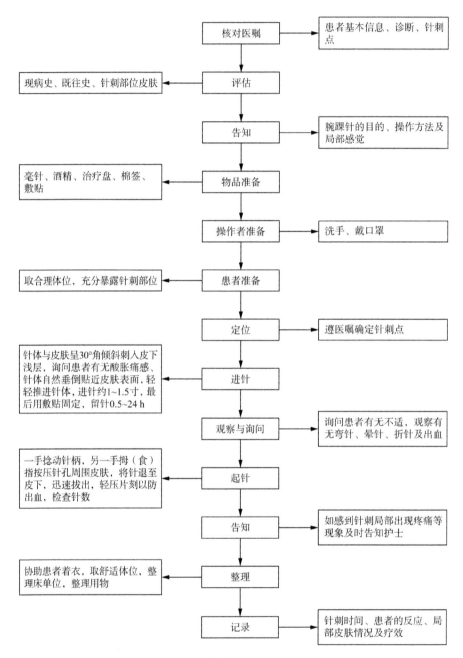

图 2-8-1 腕踝针技术操作流程图

第九节

揿针技术

揿针又称埋针法、皮内针、皮下留针法,是以特制的小型针具固定于腧穴的皮内或皮下,进行较长时间埋藏的一种方法。揿针疗法能给腧穴以微弱而持续、稳定的刺激,调整经络脏腑功能,达到防治疾病的目的。

一、注意事项

1. 初次接受治疗的患者,应首先消除其紧张情绪。
2. 老人、儿童、孕妇、体弱者宜选取卧位。
3. 埋针部位持续疼痛时,应调整针的深度、方向,调整后仍疼痛的应出针。洗澡时剥除本品。
4. 埋针期间局部发生感染应立即出针,并进行相应处理。
5. 关节和颜面部慎用。
6. 埋针期间,接受诊断或检查治疗时(如磁共振、手术等)应提前取出或告知医生。

二、常见意外情况预防及处理

1. 过敏、感染

【临床表现】

局部皮肤出现瘙痒、红肿、破溃等。

【预防措施】

详细询问有无金属等过敏史;皮肤过敏患者不宜埋针;局部严格消毒。

【处理措施】

立即出针,遵医嘱予抗过敏、抗感染治疗。

2. 疼痛

【临床表现】

局部异常疼痛。

【预防措施】

掌握正确进针深度、方向。

【处理措施】

调整针的深度、方向,若调整后仍未缓解应出针。

三、揿针技术评分标准(表2-9-1)

表2-9-1 揿针技术评分标准

项目	分值	技术操作要求	A	B	C	D	评分说明
仪表	2	仪表大方,举止端庄	2	1	0	0	一项未完成扣1分
核对	2	核对:姓名、性别、年龄、住院号、医嘱、诊断、取穴、留针时间	2	1	0	0	未核对扣2分;内容不全面扣1分
评估	7	临床症状、既往史、过敏史、是否妊娠、出血性疾病、舌苔、脉象、证型	4	3	2	1	一项未完成扣1分
		针刺部位皮肤情况、对疼痛的耐受程度、有无金属过敏等	3	2	1	0	一项未完成扣1分
告知	3	解释作用、操作方法、局部感受,取得患者配合	3	2	1	0	一项未完成扣1分
用物准备	5	洗手、戴口罩	2	1	0	0	未洗手扣1分;未戴口罩扣1分
		用物:治疗盘、揿针(根据疾病和操作部位的不同选择相应型号揿针)、镊子、75%酒精、棉签、胶布、弯盘、利器盒等	3	2	1	0	少备一项扣1分;未检查一项扣1分;针具选择不正确扣3分
环境与患者准备	7	病室整洁、温度适宜、防止对流风	2	1	0	0	未进行环境准备扣2分;准备不全扣1分
		协助患者取舒适体位	2	1	0	0	未进行体位摆放扣2分;体位不舒适扣1分
		暴露针刺部位皮肤,注意保暖,保护隐私	3	2	1	0	未充分暴露部位扣1分;未保暖扣1分;未保护隐私扣1分
操作过程 进针	46	核对医嘱	2	1	0	0	未核对扣2分;内容不全面扣1分
		取穴、定穴	6	4	2	0	穴位选取不正确扣2分/穴位,最高扣6分
		确定针刺部位,用75%酒精自上而下、由内到外消毒所选穴位,待干	6	4	2	0	消毒方法不正确扣2分,最高扣6分
		根据埋针部位,一手固定腧穴部皮肤,另一手持镊子夹住揿针,将其轻轻按压到选定部位	4	2	0	0	未使用血管钳或镊子扣2分;手法不对扣4分

续表

项目	分值	技术操作要求	评分等级 A	B	C	D	评分说明
操作过程	进针 46	轻按压针刺部位	4	0	0	0	未按压扣4分,按压方法不正确扣2分
		询问患者感受,观察针刺部位皮肤	4	2	0	0	未询问患者感受扣2分,未观察皮肤扣2分
		教会患者按压方法:宜每日按压3~4次,每次约1 min,以患者耐受为度,两次间隔约4 h。埋针时间宜2~3天,可根据气候、温度、湿度不同,适当调整(具体埋针时间参照不同针具要求)	4	2	0	0	手法不正确扣2分,埋针时间不正确扣2分
		协助患者取舒适体位,整理床单位	4	2	0	0	未安置体位扣2分;未整理床单位扣2分
		询问患者感受	4	2	0	0	未询问患者感受扣4分
		告知相关注意事项	6	4	2	0	未告知扣6分;告知内容不全扣4分
		洗手,再次核对	2	1	0	0	未洗手扣1分;未核对扣1分
	出针 8	一手固定埋针部位两侧皮肤,另一手取下胶布,然后持镊子夹持针尾,将针取出	4	2	0	0	未使用血管钳或镊子扣2分;手法不对扣4分
		消毒干棉签按压针孔,局部常规消毒	2	1	0	0	未处理扣2分
		观察针具及埋针处皮肤	2	0	0	0	未观察扣2分
操作后处置	4	用物按《医疗机构消毒技术规范》处理	2	1	0	0	处置方法不正确扣1分/项,最高扣2分
		洗手	1	0	0	0	未洗手扣1分
		记录	1	1	0	0	未记录扣1分;记录不完全扣1分
评价	6	流程合理、技术熟练、选穴准确	6	4	2	0	一项不合格扣2分,最高扣6分;出现感染扣6分
		操作达到预期目标,患者能演示按压方法					
		未出现弯针、折针等意外					
理论提问	10	撤针的禁忌证	5	3	0	0	回答不全面扣2分/题;未答出扣5分/题
		撤针的注意事项	5	3	0	0	
得分							

四、揿针技术操作流程图(图 2-9-1)

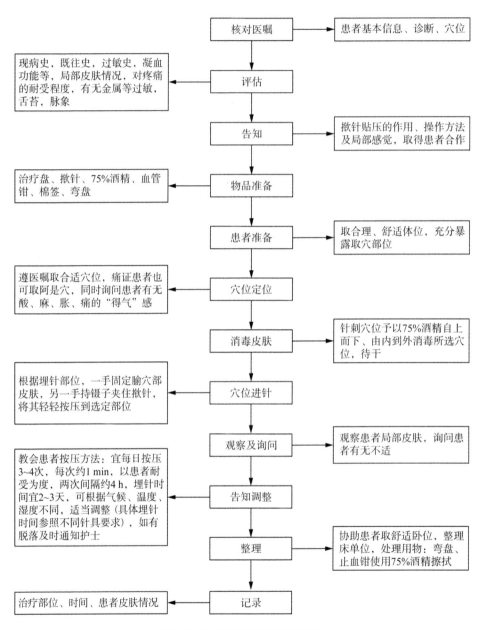

图 2-9-1　揿针技术操作流程图

第十节

刮痧技术

刮痧技术是应用边缘钝滑的器具,如牛角类、砭石类等刮板或匙,蘸上刮痧油、水或润滑剂等介质,在体表一定部位反复刮动,使局部皮肤出现瘀斑或痧痕,达到疏通腠理、调畅气血、逐邪外出的一种中医外治技术。

一、注意事项

1. 室内空气流通,忌对流风,以防复感风寒而加重病情。
2. 操作中应保持刮痧板的湿润,刮擦数次后,操作者感觉刮具涩滞时,须及时蘸刮痧油或水再刮,直至局部皮下出现红色或紫红色痧痕为止,一般一个部位刮擦20次左右。
3. 刮痧过程中要随时观察病情变化,发现异常立即停刮,报告医师,配合处理。
4. 刮痧后嘱患者保持情绪安定,适当饮温开水或淡盐水或淡糖水,饮食宜清淡,忌食生冷油腻之品,30分钟内忌冷水浴。
5. 使用过的刮具,应消毒后备用。
6. 刮痧次数一般是第一次刮完等3~5天,痧痕退后再进行第2次刮治。出痧后1~2天,皮肤可能轻度疼痛、发痒,忌搔抓。

二、常见意外情况的预防及护理

1. 晕刮

【临床表现】

头晕,面色苍白,心慌,出冷汗,四肢发冷,恶心欲吐或神昏扑倒。

【预防措施】

(1) 过度饥饱,过度疲劳不宜用力大面积刮痧。

(2) 低血压、低血糖、年老体弱者及儿童宜轻刮。

【处理措施】

(1) 迅速让患者平卧。

(2) 饮用温糖开水。

(3) 迅速用刮板重刮百会穴;用棱角轻刮人中穴,重刮内关穴、足三里穴及涌泉穴。

2. 皮肤损伤

【临床表现】

局部皮肤红肿、疼痛、破损。

【预防措施】

(1) 熟练掌握刮痧手法,避免刮痧板受力于皮肤表面。

(2) 刮痧时间不宜过长,以皮肤紫红为度,不宜强求出痧。

【处理措施】

(1) 停止刮痧,嘱其休息。

(2) 破损皮肤做好对症处理。

三、刮痧技术评分标准(表 2-10-1)

表 2-10-1 刮痧技术评分标准

项目	分值	技术操作要求	A	B	C	D	评分说明
仪表	2	仪表端庄、戴表	2	1	0	0	一项未完成扣1分
核对	2	核对:姓名、性别、年龄、住院号医嘱、诊断、刮痧部位、时间	2	1	0	0	未核对扣2分;内容不全面扣1分
评估	6	临床症状、精神状态、既往史、过敏史、凝血机制、活动能力、有无感觉迟钝、障碍;舌苔、脉象、证型;患者的心理状态及女性是否妊娠或月经期	4	3	2	1	一项未完成扣1分
		患者体质及刮痧部位皮肤情况、对疼痛的耐受程度	2	2	1	0	一项未完成扣1分
告知	2	解释作用、简单的操作方法、局部感受,取得患者配合	2	1	0	0	一项未完成扣0.5分
用物准备	6	洗手,戴口罩	2	1	0	0	未洗手扣1分;未戴口罩扣1分
		用物:治疗盘、刮具、纱布、治疗巾、治疗碗内盛少量清水或刮痧油。必要时备浴巾、屏风等	4	3	2	1	少备一项扣1分;未检查一项扣1分,最高扣4分
环境与患者准备	8	病室整洁、保护隐私、注意保暖、避免对流风	4	3	2	1	一项未完成扣1分
		协助患者取舒适体位,暴露刮痧部位	4	3	2	1	未进行体位摆放扣2分;体位不舒适扣1分;未充分暴露刮痧部位皮肤扣2分

续表

项目	分值	技术操作要求	评分等级 A	B	C	D	评分说明
操作过程	50	核对医嘱,准备一杯热水	4	2	1	0	未核对扣 2 分;内容不全面扣 1 分,未再次检查刮具扣 1 分
		刮痧板蘸取适量介质涂抹于刮痧部位	6	4	2	0	未蘸取刮痧介质扣 4 分;介质量过多或过少扣 2 分;部位不准确扣 2 分
		握板:拇指、食指和中指夹住刮板,无名指、小指紧贴刮板边角,从三个角度固定,刮板与皮肤之间夹角约为 45° 在选定部位按照从上到下、由内向外、单一方向刮拭	4	2	0	0	握板不正确扣 2 分;刮板与皮肤之间夹角过大或过小扣 2 分
		刮痧顺序:先头面后手足,先腰背后胸腹,先上肢后下肢,先内侧后外侧	6	4	2	1	刮痧顺序一项不正确扣 1 分
		用力均匀,由轻到重,以患者能耐受为度,单一方向,不要来回刮	10	8	6	4	用力不均匀扣 2 分;未由轻到重扣 2 分;来回刮扣 2 分;皮肤受损扣 10 分
		观察皮肤出痧情况,询问患者感受,调节手法力度	8	6	4	2	未观察皮肤扣 2 分;未询问患者感受扣 2 分;未调整手法力度扣 4 分
		每部位刮 20～30 次,局部刮痧 5～10 min,至局部出现红紫色痧点或瘀斑,不可强求出痧	4	2	0	0	刮痧方法一项不正确扣 2 分
		清洁皮肤	2	1	0	0	未清洁皮肤扣 2 分;清洁不彻底扣 1 分
		协助患者取舒适体位,整理床单位	4	2	0	0	未安置体位扣 2 分;未整理床单位扣 2 分
		洗手、再次核对	2	1	0	0	未洗手扣 1 分;未核对扣 1 分
操作后处置	6	用物按《医疗机构消毒技术规范》处理	2	1	0	0	处置方法不正确扣 1 分/项,最高扣 2 分
		洗手	2	0	0	0	未洗手扣 2 分
		记录	2	1	0	0	未记录扣 2 分;记录不完全扣 1 分
评价	6	患者能理解操作目的,并且配合,体位舒适安全	6	4	2	0	一项不合格扣 2 分,最高扣 6 分;出现烫伤扣 6 分
		操作技术熟练,未出现操作的并发症,局部皮肤无出现痧斑、痧痕,无损伤					
		操作流程合理,患者症状得到改善					
理论提问	10	刮痧注意事项和禁忌证	5	3	0	0	回答不全面扣 2 分/题;未答出扣 5 分/题
		常见意外情况预防及处理	5	3	0	0	
得分							

四、刮痧技术操作流程图(图 2-10-1)

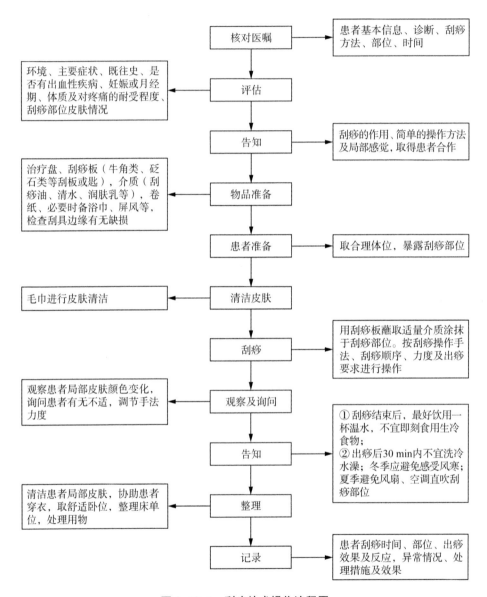

图 2-10-1 刮痧技术操作流程图

第十一节

开天门技术

开天门是指运用各种推拿手法,作用于头面部的穴位上,刺激末梢神经,使机体产生感应,疏通经络,促进血液循环,加强机体代谢功能的技术操作,具有开窍宁神、平肝息风、升阳固脱、疏风解表、通络明目、止痛等作用,可平衡阴阳,缓解头晕、头痛、偏头痛、神经衰弱、失眠。即使无病,通过按摩也可以增强体质,起到预防保健的作用。现代医学常常把开天门的治疗方法运用于失眠、头痛及高血压、神经衰弱等临床诊断的病人,流行于社区护理以及日常预防保健。

一、注意事项

1. 操作前应剪指甲、洗手以防损伤患者皮肤。
2. 根据性别、年龄,选择推拿手法、时间,如妇女经、带、胎、产,小儿,年老者及体质柔弱者手法宜轻,时间宜短。

二、常见意外情况预防及处理。

软组织损伤:
【临床表现】
患者感到局部皮肤有一阵较明显的灼热感或剧痛。
【预防措施】
(1) 护士技术要熟练,手法持久、有力、均匀、柔和,
(2) 严格把握力度。护士熟练掌握解剖知识。
【处理措施】
停止按摩操作,做好紧急处理。

三、经穴推拿技术(开天门)考核评分标准(表 2-11-1)

图 2-11-1　经穴推拿技术(开天门)考核评分标准

项目	分值	技术操作要求	A	B	C	D	评分说明
仪表	2	仪表端庄、戴表	2	1	0	0	一项未完成扣1分
核对	2	姓名、性别、年龄、住院号医嘱、诊断、穴位、时间	2	1	0	0	未核对扣2分;内容不全面扣1分
评估	6	临床症状、既往史;是否妊娠、是否月经期、舌苔、脉象、证型	4	3	2	1	一项未完成扣1分
		推拿部位皮肤情况、对疼痛的耐受程度及心理状态	2	1	0	0	一项未完成扣1分
告知	8	解释作用、简单的操作方法、局部感受,取得患者配合	4	3	2	1	一项未完成扣1分
		推拿时及推拿后局部可能出现酸痛的感觉,如有不适及时告知护士	2	1	0	0	一项未完成扣1分
		推拿前后局部注意保暖,可喝温开水	2	1	0	0	一项未完成扣1分
用物准备	4	洗手,戴口罩	2	1	0	0	未洗手扣1分;未戴口罩扣1分
		备齐并检查用物:治疗本、治疗巾、治疗盘、手消毒液、梳子、滑石粉(小儿用)、推拿油、纱布、大毛巾	2	1	0	0	少备一项扣1分;未检查一项扣1分,最高扣2分
环境与患者准备	6	病室整洁、光线明亮	2	1	0	0	未进行环境准备扣2分;环境准备不全扣1分
		操作者:修剪指甲,避免损伤患者皮肤;环境:安静、舒适	2	0	0	0	未剪指甲扣2分
		患者:取舒适体位,充分暴露按摩部位,注意保护隐私	2	1	0	0	体位不舒适扣1分;暴露不充分扣1分;未保护隐私扣1分;最高扣2分
操作过程	60	核对医嘱	2	1	0	0	未核对扣2分;内容不全面扣1分
		遵医嘱确定经络走向与腧穴部位	10	8	6	4	动作生硬扣4分;经络与穴位不准确扣2分/穴,最高扣10分
		正确选择点、揉、按、推、叩击等手法	10	5	0	0	只要有一种手法不正确扣5分,最高扣10分
		力量及摆动幅度均匀	10	5	0	0	力量不均匀扣5分;摆动幅度不均匀扣5分
		摆动频率均匀,时间符合要求,用力柔和、有力、持久,避免暴力	8	4	0	0	频率不符合要求扣5分;时间不符合要求扣5分

续表

项目	分值	技术操作要求	A	B	C	D	评分说明
操作过程	60	再次核查患者、按摩部位；根据患者情况，选择适宜的手法和刺激强度，进行按摩。时间控制在20~30 min。 (1) 推上星：印堂→上星36次； (2) 推头维：印堂→头维36次； (3) 抹眉：攒竹→丝竹空36次； (4) 梳理太阳经：双手指端交替梳推头额10~20次； (5) 叩印堂：36次； (6) 叩百会：36次； (7) 揉太阳：顺、逆时针各10次； (8) 轻拍头部：前额→左太阳穴→前额→右太阳穴→前额→额顶，共3 min； (9) 收功：按双侧风池及肩井穴5~10次	10	6	3	0	流程不正确扣2分，未根据性别、年龄的不同，手法与时间对应不正确的扣2分
		操作中询问患者对手法治疗的感受，及时调整手法及力度	8	4	2	0	未询问患者感受扣2分；未根据患者反应调整手法及力度扣2分/穴，最高扣8分
		洗手，再次核对	2	1	0	0	未洗手扣1分；未核对扣1分
操作后处置	4	用物按《医疗机构消毒技术规范》处理	2	1	0	0	处置方法不正确扣1分/项，最高扣2分
		洗手，协助患者梳理头发，协助患者取舒适体位，整理床单	1	0	0	0	未洗手扣1分，未安置患者扣1分
		记录	1	0	0	0	未记录扣2分；记录不完全扣1分
评价	6	患者能理解操作目的，并且配合，自觉无其他不适或不良反应	2	1	0	0	一项不合格扣2分，最高扣6分
		操作技术熟练，局部皮肤无损伤，被按摩穴位潮红、皮温微热，并觉酸、麻、胀、痛等	2	1	0	0	
		操作过程动作有力、均匀、轻巧、柔和、深透，患者自觉舒适，症状得到改善	2	1	0	0	
理论提问	10	开天门的注意事项和禁忌证	5	3	0	0	回答不全面扣2分/题；未答出扣5分/题
		开天门的常见意外情况预防及处理	5	3	0	0	
得分							

四、经穴推拿技术(开天门)操作流程图(图 2-11-1)

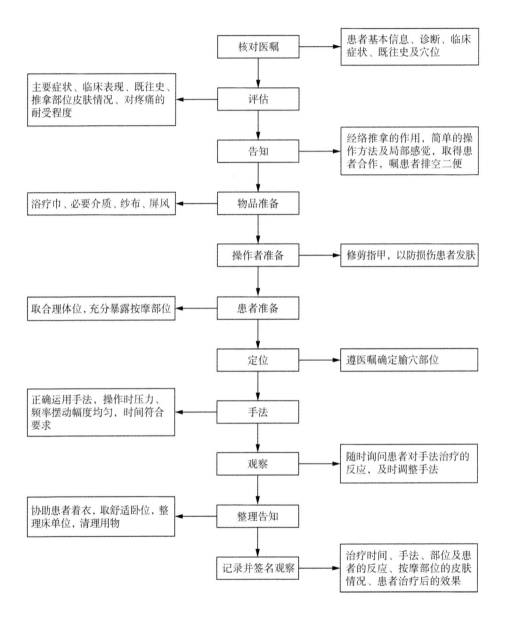

图 2-11-1　经穴推拿技术(开天门)操作流程图

第十二节

穴位按摩技术

穴位按摩是祖国医学的重要组成部分,它是以祖国医学理论为指导,以经络腧穴学说为基础,以按摩为主要施治方法,其手法渗透力强,可以放松肌肉、解除疲劳、调节人体机能,是防病治病的一种手段。

一、注意事项

1. 操作前应修剪指甲,以防损伤患者皮肤。
2. 根据按摩的部位和使用的手法不同,选择不同的体位,使患者舒适、术者省力,操作时用力要均匀、柔和、持久,禁用暴力。初次接受治疗的患者手法可适当轻些。操作手法的频率和摆动幅度要均匀,动作灵活。
3. 推拿时间一般宜在饭后 1~2 h 进行。每个穴位施术 1~2 min,以局部穴位透热为度。
4. 腰、腹部按揉时,应嘱患者先排尿。
5. 孕妇禁用拍法、击法、按法等。
6. 按摩过程中密切观察病情,如患者出现头晕、目眩、恶心等不适症状,应立即停止操作,做好相应处理。
7. 根据医嘱,选用不同的按摩介质,如液状石蜡、姜汁、精油、滑石粉等,以减小阻力,防止擦伤,或增强按摩作用。
8. 一般每日一次,每次 10~15 min,10 次为一个疗程。
9. 小儿要有家属或护士陪伴,安置好体位,3 岁以下小儿可抱起放在护士双腿上进行按摩。

二、常见意外情况的预防及护理

1. 神经损伤

【临床表现】

神经支配区域麻木疼痛,肢体乏力。

【预防措施】

（1）护士技术要熟练，手法持久、有力、均匀、柔和，严格把握力度。

（2）护士熟练掌握解剖知识。

【处理措施】

停止按摩操作，患肢勿负重。

2. 肌肉韧带损伤

【临床表现】

患者疼痛加重，皮下瘀斑，甚至血肿。

【预防措施】

（1）护士技术要熟练，手法持久、有力、均匀、柔和，严格把握力度。

（2）护士熟练掌握解剖知识。

【处理措施】

停止按摩操作，患肢勿负重。

三、经穴推拿技术（穴位按摩）评分标准（表2-12-1）

表2-12-1　经穴推拿技术（穴位按摩）评分标准

项目	分值	技术操作要求	评分等级 A	B	C	D	评分说明
仪表	2	仪表端庄，戴表	2	1	0	0	一项未完成扣1分
核对	2	姓名、性别、年龄、住院号医嘱、诊断、穴位、时间	2	1	0	0	未核对扣2分；内容不全面扣1分
评估	6	1. 临床症状、既往史；2. 是否妊娠、是否月经期、舌苔、脉象、证型	4	3	2	1	一项未完成扣1分
		3. 体质及推拿部位皮肤情况、对疼痛的耐受程度、患者的心理状况及配合程度	2	1	0	0	一项未完成扣1分
告知	8	解释作用、简单的操作方法、局部感受，取得患者配合	4	3	2	1	一项未完成扣1分
		推拿时及推拿后局部可能出现酸痛的感觉，如有不适及时告知护士	2	1	0	0	一项未完成扣1分
		推拿前后局部注意保暖，可喝温开水	2	1	0	0	一项未完成扣1分
用物准备	4	洗手，戴口罩	2	1	0	0	未洗手扣1分；未戴口罩扣1分
		备齐并检查用物：治疗巾、必要时备大毛巾、纱布、介质（根据需要，如红花油、麻油、葱姜水等）	2	1	0	0	少备一项扣1分；未检查一项扣1分，最高扣2分

续表

项目	分值	技术操作要求	A	B	C	D	评分说明
环境与患者准备	6	病室整洁、光线明亮	2	1	0	0	未进行环境准备扣2分；环境准备不全扣1分
		操作者：修剪指甲，避免损伤患者皮肤	2	0	0	0	未剪指甲扣2分
		患者：取舒适体位，充分暴露按摩部位，注意保护隐私	2	1	0	0	体位不舒适扣1分；暴露不充分扣1分；未保护隐私扣1分；最高扣2分
操作过程	50	核对医嘱	2	1	0	0	未核对扣2分；内容不全面扣1分
		遵医嘱确定经络走向与腧穴部位	10	8	6	4	动作生硬扣4分；经络与穴位不准确扣2分/穴位，最高扣10分
		正确选择点、揉、按等手法	10	5	0	0	手法每种不正确扣5分，最高扣10分
		力量及摆动幅度均匀，用力柔和、有力、持久，避免暴力	10	5	0	0	力量不均匀扣5分；摆动幅度不均匀扣5分
		摆动频率均匀，时间符合要求	8	4	0	0	频率不符合要求扣5分；时间不符合要求扣5分
		操作中询问患者对手法治疗的反应，及时调整手法及力度；如有不良日常生活习惯，给予指导	8	4	2	0	未询问患者感受扣2分；未观察局部皮肤情况扣2分；未根据患者反应调整手法及力度扣2分/穴位，最高扣8分
		洗手，再次核对	2	1	0	0	未洗手扣1分；未核对扣1分
操作后处置	6	用物按《医疗机构消毒技术规范》处理	2	1	0	0	处置方法不正确每项扣1分，最高扣2分
		洗手	2	0	0	0	未洗手扣2分
		记录	2	1	0	0	未记录扣2分；记录不完全扣1分
评价	6	患者能理解操作目的，并且配合，自觉无其他不适或不良反应	2	1	0	0	一项不合格扣2分，最高扣6分
		操作技术熟练，局部皮肤无损伤，被按摩穴位潮红、皮温微热，并感觉酸、麻、胀、痛等	2	1	0	0	
		操作过程动作有力、均匀、轻巧、柔和、深透，患者自觉舒适，症状得到改善	2	1	0	0	
理论提问	10	经穴推拿的注意事项和禁忌证	5	3	0	0	回答不全面扣2分/题；未答出扣5分/题
		经穴推拿的常见意外情况预防及处理	5	3	0	0	
得分							

四、经穴推拿技术操作流程图(图 2-12-1)

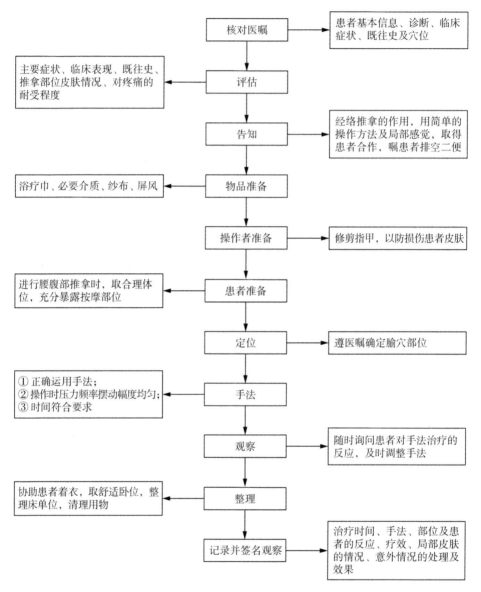

图 2-12-1 经穴推拿技术操作流程图

第十三节

中药灌肠技术

中药灌肠是将中药药液自肛门灌入直肠至结肠,保留在直肠或结肠内,通过肠黏膜吸收,以达到治疗各种慢性炎症的目的。

一、注意事项

1. 操作前先了解患者的病变部位,以便掌握灌肠的卧位和肛管插入的深度。
2. 为减轻肛门刺激,宜选用小号肛管,压力宜低,药量宜小;为促进药液吸收,插管不宜太浅。灌肠前应排空粪便,每次灌肠的药液不应超过 200 mL。
3. 肠道疾病患者应在夜间睡前灌入,并减少活动。
4. 灌肠筒、肛管应做好消毒灭菌处理。
5. 清热解毒药温度应偏低,以 10~20 ℃为宜;清热利湿药温度则稍低于体温,以 20~30 ℃为宜;补气温阳、温中散寒之药以 38~40 ℃为宜。老年人药温宜稍偏高。冬季药温宜偏高,夏季可偏低。
6. 病变在乙状结肠和直肠者宜采用左侧卧位,病变在回盲部者宜采用右侧卧位。

二、常见意外情况的预防及护理

1. 休克

【临床表现】

患者感觉恶心、头晕,面色苍白,全身出汗甚至晕厥。

【预防措施】

(1) 操作者动作轻柔,注意灌肠速度。

(2) 灌肠时严密观察的症状变化。

【处理措施】

(1) 立即停止操作,嘱患者平卧休息,饮适量温开水,注意保暖。

(2) 情况严重者,报告医生,配合处理。

2. 肠黏膜损伤

【临床表现】

肛门疼痛,排便时加剧,伴局部压痛;损伤严重时可见肛门外出血或粪便带血,甚至排便困难。

【预防措施】

操作者动作轻柔,插入深度适宜。

【处理措施】

肛门疼痛和已经发生肠出血者遵医嘱予止痛、止血等对症治疗。

三、中药灌肠技术评分标准(表 2-13-1)

表 2-13-1 中药灌肠技术评分标准

项目	分值	技术操作要求	评分等级 A	评分等级 B	评分等级 C	评分等级 D	评分说明
仪表	2	仪表端庄,戴表	2	1	0	0	一项未完成扣1分
核对	2	核对患者姓名、性别、年龄、住院号、医嘱、诊断、灌肠液种类、浓度、剂量	2	1	0	0	未核对扣2分;内容不全面扣1分
评估	7	临床症状、既往史、过敏史;是否妊娠、是否月经期、自理能力、舌苔、脉象、证型	4	3	2	1	一项未完成扣1分
		肛周皮肤情况、排便情况、有无灌肠禁忌证及患者合作程度	3	2	1	0	一项未完成扣1分
告知	4	解释作用、简单的操作方法、局部感受,可能出现的不适、并发症及注意事项,取得患者配合	4	3	2	1	一项未完成扣1分
用物准备	5	洗手,戴口罩、戴手套	2	1	0	0	未洗手扣1分;未戴口罩扣1分
		备齐并检查用物:治疗盘、中药、温开水、弯盘、治疗碗、止血钳、灌肠袋、一次性尿垫、水温计、手套、石蜡油、纱布、垫枕等	3	2	1	0	少备一项扣1分;未检查一项扣1分,最高3分
环境与患者准备	12	病室整洁、光线明亮,关门窗,需要时备屏风	2	1	0	0	未进行环境准备扣2分;环境准备不全扣1分
		嘱患者排空二便	2	1	0	0	未嘱咐扣2分;内容不全面扣1分
		协助患者取左侧卧位	2	1	0	0	未进行体位摆放扣2分;体位不舒适扣1分
		充分暴露肛门,注意保暖及保护隐私	3	2	1	0	未充分暴露部位扣1分;未保暖扣1分;未保护隐私扣1分
		垫中单一次性中单于臀下,脱裤至大腿上1/2处,垫枕以抬高臀部10 cm	3	2	1	0	未垫中单扣1分;未垫枕扣2分

续表

项目	分值	技术操作要求	评分等级 A	B	C	D	评分说明
操作过程	46	核对医嘱	2	1	0	0	未核对扣2分;内容不全面扣1分
		测量药液温度:39~42℃,药量不超过200 mL	6	4	2	0	药液温度过高或过低扣4分;药量过多或过少扣2分
		液面距肛门不超过30 cm,置弯盘于臀部,用石蜡油润滑肛管前端,排液,用止血钳夹闭	6	4	2	0	液面距肛门过高或过低扣2分;石蜡油未润滑至肛管前端扣2分;排液过多或空气未排净扣2分
		置管:插肛管时,嘱患者深呼吸,使肛门松弛,插入15~20 cm,缓慢滴入药液,滴注时间15~20 min;操作前了解患者的病变部位,视病情选择不同的卧位和插管深度;慢性痢疾采取左侧卧位,插入深度15~20 cm,溃疡性结肠炎插入深度18~25 cm,阿米巴痢疾应采取右侧卧位	8	6	4	2	未与患者沟通直接插入扣2分;未嘱患者深呼吸扣2分;插入深度<10 cm扣2分;滴注时间过快扣2分
		询问患者耐受情况,及时调节滴速,必要时终止。告知保留药液1 h以上	8	4	2	0	未询问患者耐受情况扣4分;未及时调节滴速扣4分
		拔管:药液滴完,夹紧并轻轻拔除肛管,置于弯盘内,擦干肛周皮肤,用纱布轻揉肛门	8	4	2	0	拔除肛管污染床单位扣2分;未擦干肛周皮肤扣2分;未用纱布轻揉肛门处扣2分
		协助患者取舒适体位,抬高臀部	4	2	0	0	未按病情取卧位扣2分;未抬高臀部扣2分
		整理床单位,洗手,再次核对	4	3	2	1	未整理床单位扣2分;未洗手扣2分;未核对扣1分
操作后处置	6	用物按《医疗机构消毒技术规范》处理	2	1	0	0	处置方法不正确扣1分/项,最高扣2分
		洗手	2	0	0	0	未洗手扣2分
		记录	2	1	0	0	未记录扣2分;记录不全扣1分
评价	6	患者能理解操作目的,并且配合。主动问患者感受,卧位符合病情需要	2	1	0	0	一项不合格扣2分,最高扣6分;出现烫伤扣6分;回答不全扣1分/项
		操作过程安全,操作技术熟练,未出现操作的并发症	2	1	0	0	
		操作流程合理,灌肠中做到患者暴露少、无污染、无不适	2	1	0	0	
理论提问	10	中药灌肠的注意事项和禁忌证	5	3	0	0	回答不全面扣2分/项;未答出扣5分/项
		中药灌肠的常见意外情况的预防及处理	5	3	0	0	
		得分					

四、中药灌肠技术操作流程图(图 2-13-1)

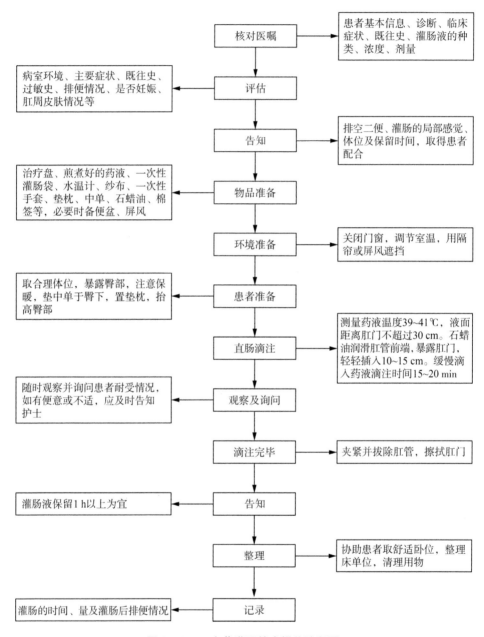

图 2-13-1 中药灌肠技术操作流程图

第三章 养生功法操

第一节

安神助眠操

本功法具有疏风解表、明目、醒脑开窍、镇静安神、增强体质、预防保健的功效,主要适用于失眠、头痛、头晕、焦虑的患者。

【功法源流】

安神助眠操,引自清代《幼科铁镜》及《保赤推拿法》:"先从眉心向额上,推二十四数,谓之开天门。""开天门"是运用各种推拿手法,作用于头面部的腧穴,通过刺激头部末梢神经,使机体产生感应,疏通经络,促进血液循环,增强机体代谢功能,从而达到治疗目的。改良后的安神助眠操共有九式,简单方便,操作可行性增加。目前主要应用于失眠、头痛、焦虑、高血压等疾病的治疗。

【功法解析】

第一式

推上星:印堂→上星,左右手交替共36次。用拇指指关节由印堂穴沿督脉竖直向上推至上星穴(图3-1-1)。

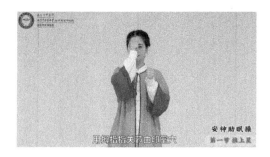

图3-1-1 推上星

第二式

抹头维：印堂→头维，左右手交替共 36 次。用拇指指关节由印堂穴斜向上推至头维穴(图 3-1-2)。

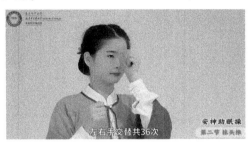

图 3-1-2　抹头维

第三式

刮眉骨：攒竹→丝竹空，双手同时进行，共 36 次。双手拇指按太阳穴，用食指指关节的侧面由眉头的攒竹穴沿眉骨刮至眉尾的丝竹空穴(图 3-1-3)。

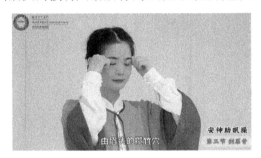

图 3-1-3　刮眉骨

第四式

梳膀胱经：双手呈虎爪型，将头部沿正中线分为左右两侧，由前发际线梳至后发际线，左右手交替进行，共 36 次(图 3-1-4)。

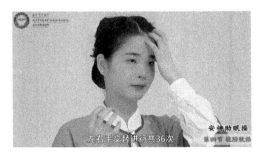

图 3-1-4　梳膀胱经

第五式

叩印堂：食指或中指微微弯曲，运用手腕的力量点叩印堂穴 36 次（图 3-1-5）。

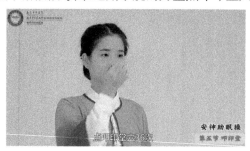

图 3-1-5　叩印堂

第六式

揉太阳：双手食指按住太阳穴，分别以顺时针和逆时针方向按揉各 18 圈，共 36 圈（图 3-1-6）。

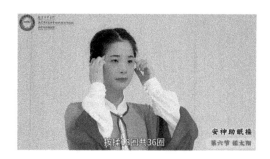

图 3-1-6　揉太阳

第七式

揉百会：用手掌大鱼际部分按住百会穴，以顺时针方向按揉 36 圈（图 3-1-7）。

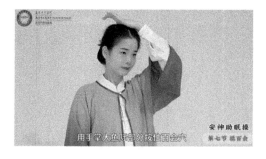

图 3-1-7　揉百会

第八式

揉风池：双手食指按住风池穴，以顺时针方向按揉 36 圈（图 3-1-8）。

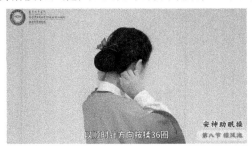

图 3-1-8　揉风池

第九式

敲肩颈：右手握空心拳，敲打左侧肩井穴 18 次，左手握空心拳，敲打右侧肩井穴 18 次，共 36 次（图 3-1-9）。

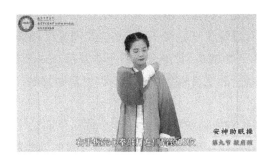

图 3-1-9　敲肩颈

【功法延展】

开天门疗法目前已被广泛应用于失眠、头痛、情绪低落、高血压、躯体疼痛等疾病的治疗，疗效理想。开天门疗法属于穴位按摩，其治疗机理不同于药物治疗，有效避免了药物治疗焦虑症带来的各种不良反应，避免了药物依赖性的产生，能逐步改善患者焦虑症状，促进疾病的康复。此外，本疗法操作简单、成本低、可接受程度高。

【注意事项】（包含禁忌证、锻炼疗程）

1. 操作者修剪指甲，以免损伤患者皮肤。
2. 操作时用力要均匀、柔和、持久，禁用暴力。
3. 操作中随时询问患者的感觉。
4. 禁忌证：头部外伤、皮疹、血液病患者、过敏的患者禁用此法。

第二节

养咽生津功

本功法适用于卒中后并发症——吞咽障碍。脑卒中又称脑血管意外,可引起的吞咽相关的中枢或神经损伤,从而出现各种吞咽反射障碍或吞咽运动不协调,影响患者吞咽过程的顺利进行,导致无法安全进食。

咽津有什么作用呢？这里所咽的津液,也就是唾液。明代著名医学家李时珍在《本草纲目》中对唾液更是盛赞不已,说:"人舌下有四窍,二窍通心气,二窍通肾液,心气流入舌下为神水,肾液流入舌下为灵液……所以灌溉脏腑,润泽肢体,故修养家咽津纳气,谓之清水灌灵根。"所以经常咽津纳气,还是调理心肾、沟通心肾的保健大法。

此功法简便易行,对人体脏腑功能活动的激发和推动作用比较全面。可随时进行,但最好在辰时(早7点到9点),此时胃气最旺,如练此功法可避免阳气欲发而不能发,化为内火上扰心、肺及脑,引发咽喉干、进食困难、头晕目浊等。此时,取舒适的位置坐靠住或者平躺下,闭上双目,放松精神及躯体,听着宫音及羽音的乐曲(《山居吟》《洞庭秋思》),开始练津化气,意守丹田,期间能做到入静冥想或有事半功倍之效。

【功法解析】

养咽生津功共五节

起式: 此时,取舒适的位置坐靠住或者平躺下。选取咽喉三穴(廉泉、人迎、天突)、面部三穴(颊车、下关、承浆),采用点、按、揉、推手法进行穴位按摩松弛肌肉紧张(图3-2-1)。(注:以上穴位属于足阳明胃经以及任脉,通过按摩可以先将任脉经络之海之气与胃气相交会相融合,再练此功法达到事半功倍的效果)

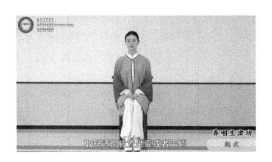

图 3-2-1　起式

第一节　鹊桥通津:舌抵上腭、吞咽口水　舌舔上腭,静坐闭目冥心,舌尖轻舔上腭,调和气息,舌端唾液频生。当津液满口后,分次咽下,咽时要汩汩有声,直送丹田。如此便五脏邪火不生,气血流畅,百脉调匀。此外,舌抵上腭,还可以沟通任督二脉。这样能使得全身经络互通,上下之气贯通(图 3-2-2)。

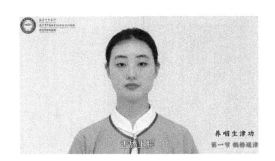

图 3-2-2　鹊桥通津

第二节　赤龙搅海:腹舌在口内舔摩内侧齿龈,由左至右、由上至下为序做 9 圈。然后,舌以同一顺序舔摩外侧齿龈 9 圈。过程中舌尖舌体顺序按压玉液、海泉、金津等穴位达到固齿、健脾清脑的功效(图 3-2-3)。

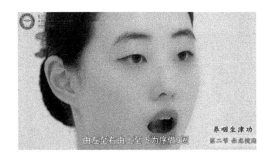

图 3-2-3　赤龙搅海

第三节　鼓漱华池：口唇轻闭，舌在舌根的带动下在口内前后蠕动。当津液生出后要鼓漱有声，共 9 次。津液满口后分 3 次咽下，并用意念引入丹田，此谓"玉液还丹"，即玉液灌溉五脏，润泽肢体，也可预防老年痴呆（图 3-2-4）。

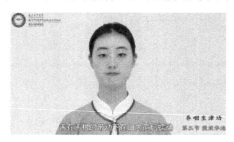

图 3-2-4　鼓漱华池

第四节　赤龙吐芯：把口张大，舌尖向前尽量伸出，使舌根有拉伸感觉。在舌不能再伸长时，把舌缩回口中，如此一伸一缩，面部和口舌随之一紧一松。做 9 次，可利五脏养颜面（图 3-2-5）。

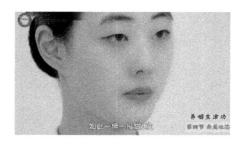

图 3-2-5　赤龙吐芯

第五节　叩齿鼓漱：叩齿鼓漱有叩齿、搅舌、鼓漱、咽津液等步骤。叩齿鼓漱的基本做法是：清晨起坐，闭目绝虑，舌抵上腭，调匀呼吸，然后叩齿 9 遍。叩后用舌左右前后上下沿着齿龈搅转 9 遍，这样舌底两脉自然汩汩流出津液，等津液满口之时，再鼓漱 9 遍，最后把鼓漱之液，分三次用意念吞送丹田。叩齿鼓漱的结果是咽下津液，这种津液，道家称之为玉池清水或玉泉（图 3-2-6）。

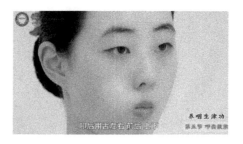

图 3-2-6　叩齿鼓漱

收式: 重复起式。15 min 后即可收功。

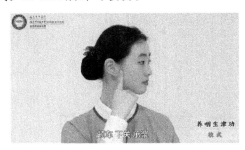

图 3-2-7　收式

第三节

宣肺通腑养生功

本功法适用于便秘病。便秘多为饮食不洁、情志失调、年老体虚、感受外邪，或由其他消化道疾病所继发，是一种常年发于各年龄段的大肠腑疾病。

《素灵微蕴·卷四》曰："肺与大肠表里同气，肺气化津，滋灌大肠，则肠滑而便易。"肺属脏，大肠属腑，肺居上，大肠居下，肺气以降为和，大肠以通为用，二者"通"和"降"互相依存，互为因果。

故本功法利用"肺与大肠相表里"的原理，自创宣肺通腑功，将肺的吐纳之法与大肠腧穴通腑之法相结合，使肺为大肠传导功能的动力，同时通调水道津液到大肠，使大肠润而不燥，正所谓"河道不枯，舟能行之"，大便自然通畅无阻，顺利导下。

【功法解析】

本法呼吸时采用逆腹式呼吸，鼻吸气时，胸廓慢慢扩展，而腹部微微内收，口呼气时则与此相反。

吸气时，暗示清气从拇指经臂内前缘的肺经吸入肺中；呼气时，默念"呬"字，暗示浊气尽出，清气沿肺经散至拇指，宣肺通腑。

吸气时足尖向下，暗示清气从足大趾内侧沿腿内前缘的脾经上升至腹部；呼气时默念"呼"字，暗示浊气尽出，清气沿大腿内侧的脾经下降调理三焦气机运行。

起式： 缓缓吸气，双脚分开与肩同宽，双膝微屈，两臂下垂，屈腕，掌心向上，指尖相对，靠近小腹（图3-3-1）。

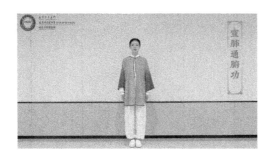

图 3-3-1　起式

捏法

（1）随呼气，默念"呬"字，左脚向左前方迈一大步。呈弓步，左臂向左前方平伸，掌心向上，五指收拢如捏物状，右臂抬起，向后屈肘，使肩、肘、腕相平，拳心向下，五指收拢如捏物，手置胸前，靠指捏的力量使"鱼际""太渊"等穴（肺经）产生气感（图3-3-2）。

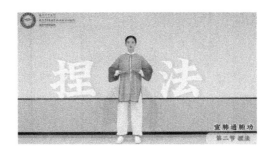

图 3-3-2　捏法 1

（2）随吸气，伸左腿屈右膝，重心右移，同时左臂屈肘收回，右臂在左臂上方向左前方伸出，两掌相对经过后，双双反掌，左掌向下、右掌向上。

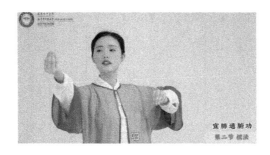

图 3-3-3　捏法 2

（3）随呼气，左臂向前平伸，右臂屈肘收回，腿也呈前弓后箭步，重心移向左前方同(1)式,同时默念"呬"字(图 3-3-4)。

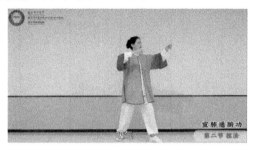

图 3-3-4　捏法 3

(4) 重复 3 次后,再换右腿向右前方迈出,动作同(1)、(2)、(3)式。后缓缓收回踏出的脚,呈起式状。

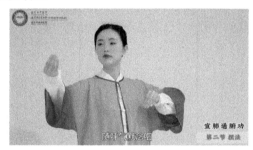

图 3-3-5　捏法 4

云法

(1) 随吸气左腿屈膝尽量上抬大腿,足尖向下,同时左手屈肘,掌心向上,五指并拢,自然微屈,以肘为轴,从小腹右侧向上向左划弧,至与视线平时,吸气尽,掌心转向面部。

(2) 随呼气默念"呼"字,同时左脚向前迈出一步,左掌转向前、下、后方,向左向下划圆,降至小腹前,又反掌向上,叠于右手背下。

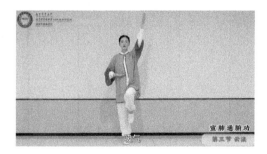

图 3-3-6　云法

（3）再吸气时，换右手右腿，动作同（1）、（2）式，如此重复3次。吸气时足尖向下，暗示清气从足大趾内侧沿腿内前缘的脾经上升至腹部，呼气时默念"呼"字，暗示浊气尽出，清气沿大腿内侧的脾经下降调理三焦气机运行。

揉腹

目视前下方，静养片刻，双足与肩同宽，两掌收回，双掌重叠，掌心朝向腹部，以掌心置于脐旁，以肚脐为中心从右下腹按顺时针方向反复按3～5 min，5～10次/min，配合呼吸，揉腹一圈为一个呼吸周期（图3-3-7）。

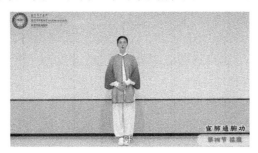

图 3-3-7　揉腹

收式

目视前下方，静养片刻，双足与肩同宽，两掌收回，放至身侧，平静呼吸（图3-3-8）。

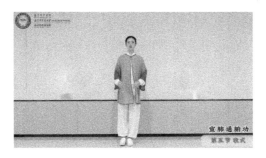

图 3-3-8　收式

注意事项：

1. 本法呼吸时采用逆腹式呼吸，鼻吸气时，胸廓慢慢扩展，而腹部微微内收，口呼气时则与此相反。

2. 本功法不宜饭后及饱腹后立即练习，饭后半小时为宜。

3. 本功法每次锻炼时间以半小时为宜，每日锻炼1～2次。

4. 锻炼本功法时如果感觉头晕不适时，需停止锻炼，卧床休息。

第四节

愈乳消肿通络操

本功法适用于乳腺癌改良根治术后的患者。乳腺癌的发病率一直居于女性肿瘤首位,且发病率有上升的趋势。手术和化疗是乳腺癌治疗的主要手段,乳腺癌改良根治术后患者因手术创伤大,并发症多,如果患侧上肢得不到有效的康复指导和功能锻炼,会导致患肢淋巴水肿的发生。

何为患肢淋巴水肿？因乳腺癌术后局部经络系统被损伤,气血正常循行通路被阻断,故而瘀血为患。同时,淋巴水肿亦属脉痹合水饮。其中痹为本,水为标,经脉痹而不通。痹者,闭也,血气凝涩不行也,经络为瘀血所闭阻,而致气血运行不利。津液布散赖气的推动,气滞故津液周流运行不畅,气结故水饮留之,发为上肢局部水肿。宋代洪迈的《夷坚乙志》中首次记载了八段锦,它是古代中国流传最为广泛的导引术,即呼吸运动与肢体运动相结合的一种养生术,传统医学认为其有疏通经络气血、导气令和的作用,而前四式能够推动气血运行,刺激和疏通经络,调理中焦,起到健脾利湿、疏理气机和温阳消水的作用,故在其基础上改良创编了愈乳消肿通络操。

此功法简单易学,将动与静相结合,寓静于动,可分阶段适宜性康复训练,可通过"气"的运行,达到推动、疏通经络的功效,促进患侧上肢淋巴液的回流,预防淋巴水肿。

【功法解析】

愈乳消肿通络操(共六节)

第一节 冥心屈肘手舒伸: 闭目宁心,掌心向上做屈肘关节运动,屈肘时握拳,伸手时放松,感受肌肉等长收缩。可活动关节经络,调理呼吸与身心(图3-4-1)。

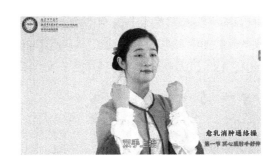

图 3-4-1　冥心屈肘手舒伸

第二节　对握微摇撼天柱：一手手心向上，一手竖指向下，当指尖触碰手心时，两手进行对握，同时头颈前、后、左、右及双向旋转。可舒缓头面部肌肉，能宁心安神、健脑、改善疲乏（图3-4-2）。

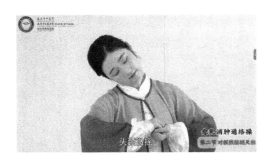

图 3-4-2　对握微摇撼天柱

第三节　耸肩摆臂全放松：双手叉于左右两肾间，俯首，前后耸肩。平视，两臂自然下垂，掌心外旋向上，带动肩部中外展，前后摆动。可调理对脏腑，增加宗气，推动上肢血运（图3-4-3）。

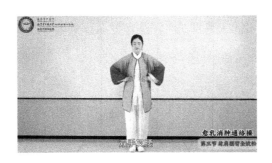

图 3-4-3　耸肩摆臂全放松

第四节　通淋自引水易流：(1) 双手交叉于胸前，四指并拢，指腹置于锁骨上窝，按摩缺盆穴。缺盆穴可调理全身气血，活络胸部及手部神经，改善肩颈疼痛，缓解疲

127

乏,利于排空锁骨上淋巴结。(2)患肢微微上扬,用健侧手沿手太阴肺经以鱼际穴为起始点循行,轻抚至健侧胸壁的中府穴,并轻轻按摩。手太阴肺经起于胸中,"肺主通调水道",轻抚按摩可运行气血、疏通经络、滑利关节(图3-4-4)。

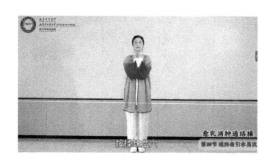

图3-4-4 通淋自引水易流

第五节 双手托天抱昆仑:十指交叉,翻转掌心上托,擎天柱地向上观,翻转掌心向下,缓缓呼吸。两手交叉抱后脑,双肘内外开合。可通血脉、激发内气、传导经气、调理气血(图3-4-5)。

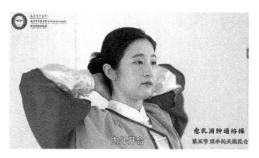

图3-4-5 双手托天抱昆仑

第六节 单举过头试摸耳:患肢竖掌高举,继而翻掌上撑,指向健侧过头顶,尝试触碰健侧耳朵。可为患肢及肩部肌肉转换卫气,提供营养,防御外邪(图3-4-6)。

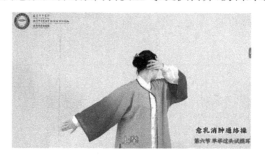

图3-4-6 单举过头试摸耳

第五节

肝胆经拍打操

本功法适用于癌因性疲乏患者。癌因性疲乏是由于癌症及相关治疗引起患者长期紧张和痛苦而产生一系列主观感觉,如虚弱、活动无耐力、注意力不集中、动力或兴趣减少等。

气血乃人之根本,《素问·调经论》记载:"血气不和,百病乃变化而生。"气和血是组成人体的基本物质,关系着脏腑机能的运行和身体的健康,同时气血有着沟通各脏腑的作用,气虚、血虚对身体的影响,简单地概括来说,是气虚无力、血虚发燥。所以肿瘤患者的癌因性疲乏常因气血失常引起。

故本功法利用"肝与胆相表里"的原理,自创补益气血功法,拍打足厥阴肝经及足少阳胆经,以疏肝利胆,益气养血,从而改善疲乏症状。

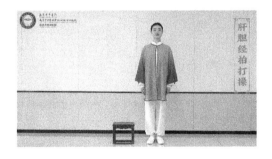

图 3-5-1　肝胆经拍打操

【功法解析】

足厥阴肝经是肝气在人体内"行走"的通道,循行路线起于脚拇趾外侧一直沿着人体上行到眼部,经过足部、小腿、大腿内侧,一直向上到大腿根部,然后离开生殖器上行到小腹,再向上走到胸胁部,连接身体的肝脏和胆,再一直上行到眼部。

足厥阴肝经中"厥"的意思是闭合,也就是说,在整个足厥阴肝经中肝脏处于闭合状态,对于内气血的运行来说非常重要,"通道"顺畅,无阻碍,则肝气调达,

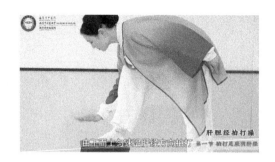

图 3-5-2　拍打太冲穴

肝病不生。

足少阳胆经是一个枢纽,即"少阳为枢",循行路线起于眼外角,向上达额角部,下行至耳后,由颈侧,经肩,进入锁骨上窝。其主干,从缺盆下至腋部,沿胸腹侧面,在髋关节与眼外角支脉会合,然后沿下肢外侧中线下行。经外踝前,沿足背到足第四趾外侧端。

足少阳胆经能够管控体内的气机升降,从上至下调节气机,亦可通过刺激胆经,促进胆汁的分泌,提升人体的吸收能力,提供人体造血系统所需的充足材料,对体内所有器官具有一定的协调作用。

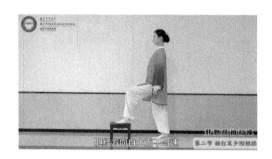

图 3-5-3　胆经走向

（一）拍打肝经,疏肝解郁

通过拍打肝经以促进血液循环,增强肝脏的代谢功能,疏肝解郁,清除障碍。推荐的肝经重点拍打穴位有太冲穴、中封穴、中都穴、阴包穴(图 3-5-4)。

1. 太冲穴:太冲穴位于双脚背侧,拇趾和第二趾根部结合处后方的凹陷处。
2. 中封穴:在足背侧,商丘穴与解溪穴连线之间,胫骨前肌腱的内侧凹陷处。
3. 中都穴:在小腿内侧,当内踝尖上 7 寸,胫骨内侧面的中央。
4. 阴包穴:在大腿内侧膝关节上 4 寸处。

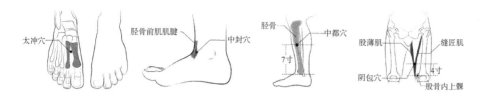

图 3-5-4　肝经穴位

（二）拍打胆经，排毒调气血

通过拍打胆经以调控体内的气机升降，能够帮助调节气血，滋养肝脏，还能平复肝火，改善口苦、胸部疼痛等肝郁症状。推荐胆经重点拍打的穴位有悬钟穴、阳陵泉穴、中渎穴、风市穴（图 3-5-5）。

1. 悬钟穴：在小腿外侧，当外踝尖上 3 寸，腓骨前缘。
2. 阳陵泉穴：在小腿外侧，当腓骨小头前下方凹陷处。
3. 中渎穴：在大腿外侧，当风市下 2 寸，或腘横纹上 5 寸，股外肌与股二头肌之间。
4. 风市穴：在大腿外侧部的中线上，当腘横纹上 7 寸，或直立垂手时，中指尖处。

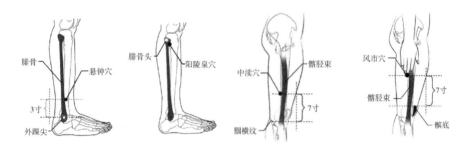

图 3-5-5　胆经穴位

注：

1. 拍打方法：取坐姿，全身放松、挺胸收腹，手掌绷直，顺着肝经/胆经从下向上进行拍打，亦可双手同步拍打肝经、胆经，快慢适中，保持节奏，不要跳跃式地拍打。每次拍打 15～20 min，每日两次。
2. 拍打时间：早晨起床之后和晚上睡觉之前。
3. 适应证：癌因性疲乏患者。
4. 禁忌证

（1）双下肢功能障碍者或皮肤破溃者；
（2）严重器质性病变及不能配合者。

(3) 精神异常不能配合者。

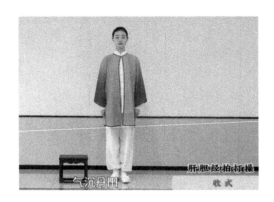

图 3-5-6　收式

参考文献

[1] 南京市中医院.中医养生功法20招[CD].南京:江苏凤凰电子音像出版社,2024.
[2] 南京市中医院.亚健康中医养生操[CD].南京:江苏凤凰电子音像出版社,2024.